APHORISMES

SUR LES

MALADIES VÉNÉRIENNES

Suivis

D'UN FORMULAIRE MAGISTRAL

POUR LE TRAITEMENT DE CES MALADIES

PAR

EDMOND LANGLEBERT

DOCTEUR EN MÉDECINE, OFFICIER D'ACADÉMIE.

Quæ scripsi, vidi.

DEUXIÈME ÉDITION

Revue & augmentée

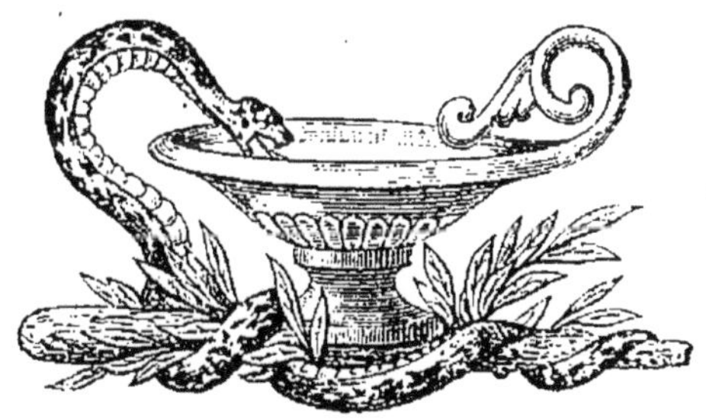

PARIS

ADRIEN DELAHAYE, ÉDITEUR

PLACE DE L'ÉCOLE-DE-MÉDECINE

M DCCC LXXV

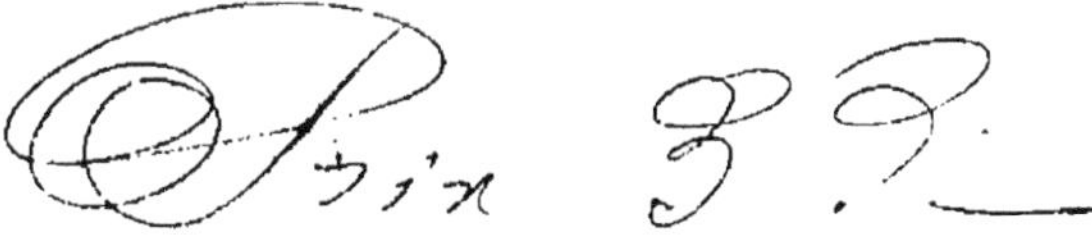

APHORISMES

SUR LES

MALADIES VÉNÉRIENNES

OUVRAGES SPÉCIAUX DE L'AUTEUR

1852\. *Recherches historiques sur la doctrine des maladies vénériennes.* Br. in-8°.

1853\. *Mémoires sur les fumigations mercurielles & iodées au moyen de trochisques ou clous fumants.* Br. in-8°.

1856\. *Mémoire sur le traitement de la blennorrhagie uréthrale par les injections récurrentes.* Br. in-8°.

1857\. *De l'eau distillée de copahu dans le traitement de la blennorrhagie.* (Gazette des hôpitaux.)

1858\. *Examen des nouvelles doctrines sur la syphilis.* (Moniteur des hôpitaux.)

— *De la contagiosité des accidents secondaires de la syphilis.* (Ibid.)

1859\. *De l'accident primitif produit par la contagion physiologique ou artificielle des accidents secondaires de la syphilis.* (Ibid.)

1861\. *Du chancre produit par la contagion des accidents secondaires de la syphilis.* 1 vol. in-8°.

1864\. *Traité théorique & pratique des maladies vénériennes.* 1 fort vol. in-8°.

1868\. *Aphorismes sur les maladies vénériennes.* 1 vol. in-18, 1re édition.

1873\. *La Syphilis dans ses rapports avec le mariage.* 1 vol. in-12.

Paris. — J. Claye, imprimeur, 7, rue Saint-Benoît. — [1428]

APHORISMES

SUR LES

MALADIES VÉNÉRIENNES

Suivis

D'UN FORMULAIRE MAGISTRAL

POUR LE TRAITEMENT DE CES MALADIES

PAR

EDMOND LANGLEBERT

DOCTEUR EN MÉDECINE, OFFICIER D'ACADÉMIE.

Quæ scripsi, vidi.

DEUXIÈME ÉDITION

Revue & augmentée

PARIS

ADRIEN DELAHAYE, ÉDITEUR

PLACE DE L'ÉCOLE-DE-MÉDECINE

M DCCC LXXV

DÉDICACE

DE LA PREMIÈRE ÉDITION

A

M. LE DOCTEUR A. CULLERIER

ANCIEN CHIRURGIEN DE L'HOPITAL DU MIDI,
MEMBRE DE LA SOCIÉTÉ DE CHIRURGIE.

Très-honoré confrère & ami,

Je n'ai point oublié l'appui généreux que vous m'avez prêté, à l'époque où la découverte de la loi de transmission de la syphilis secondaire m'avait, ainsi qu'il arrive toujours en pareil cas, suscité de nombreuses rivalités. Vous seul m'avez soutenu dans la lutte, &, sans autre mobile que l'amour de la vérité, avez défendu mon œuvre contre d'injustes pré-tentions.

Permettez-moi donc de vous dédier ce nouveau travail comme témoignage public de ma reconnaissance.

Et s'il est vrai que les livres aient aussi leurs destins, puisse celui-ci vivre aussi longtemps que vivra dans la science & dans la mémoire des gens de bien le nom que vous portez.

A vous,

ED. LANGLEBERT.

Paris, le 20 novembre 1867.

Le 1er août 1874, M. A. Cullerier emportait les regrets de tous ceux qui ont pu connaître son esprit élevé, la droiture & l'aménité de son caractère, qui n'eurent d'égaux que son amour pour la science, son désintéressement absolu dans la pratique de son art. Outre deux ouvrages estimés, son *Précis iconographique des maladies vénériennes* & son *Traité des affections blennorrhagiques,* M. A. Cullerier, digne héritier d'un nom déjà célèbre en syphiliographie, a laissé dans les recueils de la Société de chirurgie plusieurs mémoires originaux, qui ont marqué sa place parmi les premiers syphiliographes de notre époque.

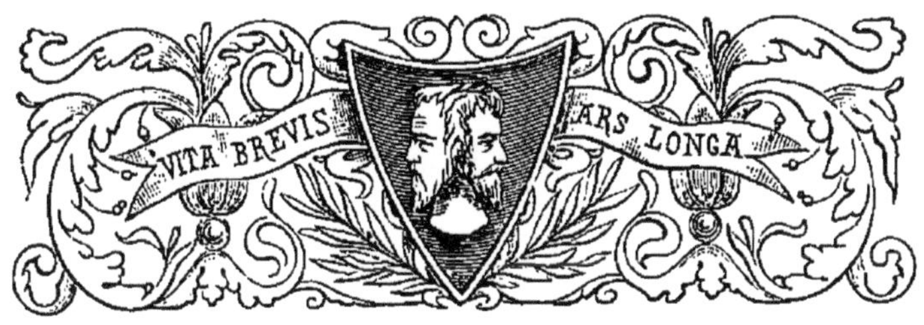

PRÉFACE.

La syphiliographie est une science toute moderne &, nous pouvons le dire, une science toute française. Sous ce rapport, & à meilleur titre qu'autrefois, la syphilis pourrait donc aujourd'hui reprendre & garder le nom de *Mal français*, que lui donnèrent les médecins italiens du XVIe siècle, accusant nos pères de l'avoir inventée.

La médecine française a, en effet, justifié ce nom, mais dans un autre sens. Si nos pères n'ont point inventé la syphilis, la médecine française a créé la syphiliographie. C'est à elle, à elle seule que revient l'honneur d'avoir fait de cette branche de la pathologie une véritable science, de lui avoir donné ses lois, sa constitution, sa place nettement tracée dans l'ordre nosologique.

La non-identité de la blennorrhagie & de la syphilis, la contagiosité des lésions secondaires, leur mode de transmission ont aujourd'hui rallié tous les esprits. Et si quelques dissentiments, plus apparents que réels, nous divisent encore en théorie, du moins sommes-nous tous d'accord dans la pratique, c'est-à-dire en ce qui regarde le diagnostic & le traitement des divers accidents de source vénérienne ou syphilitique.

Sur ces deux derniers points, les seuls vraiment dignes d'intéresser les praticiens pour qui la médecine est restée l'art de guérir, la science est faite.

Le moment m'a donc paru propice pour réunir & condenser sous une forme brève, amie de la mémoire, les faits & les principes de la science des maladies vénériennes, faits & principes qu'une pratique déjà longue nous a permis de soumettre au contrôle de l'observation clinique, seul juge en cette matière : *quæ scripsi, vidi.*

Depuis quelques années, l'histologie pathologique, la médecine des morts, semble être devenue l'objectif préféré & comme le but suprême de nos études médicales. Le microscope a pris le pas sur la clinique; le laboratoire d'où sort le naturaliste a détrôné l'hôpital qui fait le médecin. La cellule, le néoplasme & le fatras germanique ont éclipsé l'art de guérir.

En attendant qu'une réaction se fasse contre cette invasion d'un autre genre, peut-être nous saura-t-on gré d'avoir tenté d'y résister pour notre faible part, en écrivant un livre exclusivement consacré à la pratique de la vraie médecine, la médecine militante, celle des vivants.

Toutefois, en abordant un genre dont la littérature médicale s'honore d'avoir produit l'impérissable modèle, je ne me suis point dissimulé les difficultés & les périls d'une telle entreprise : *Ars longa... judicium difficile*. Sans compter les difficultés provenant de la langue elle-même, qui, malgré sa souplesse, est loin de se prêter, comme les langues anciennes, au laconisme qu'exige cette forme littéraire. Aussi bien ne me suis-je décidé à publier ces *Aphorismes* qu'avec la pensée de réclamer pour eux toute l'indulgence du lecteur, & dans l'espoir que l'on reconnaîtrait au moins que je n'ai rien négligé pour faire chose bonne & utile.

Ed. L.

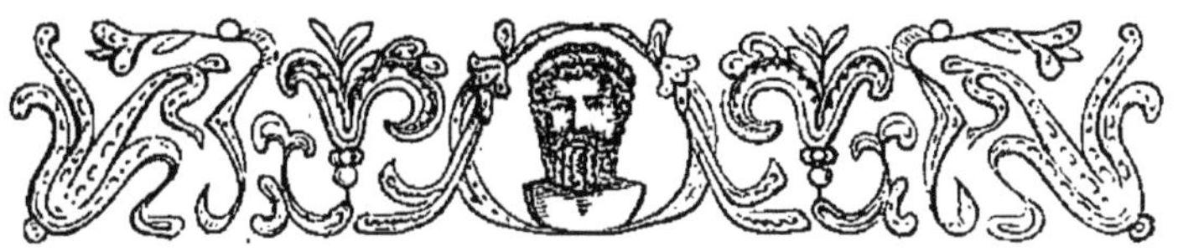

APHORISMES

SUR

LES MALADIES VÉNÉRIENNES

PREMIÈRE SECTION.

DE LA BLENNORRHAGIE.

PROLÉGOMÈNES, ETIOLOGIE.

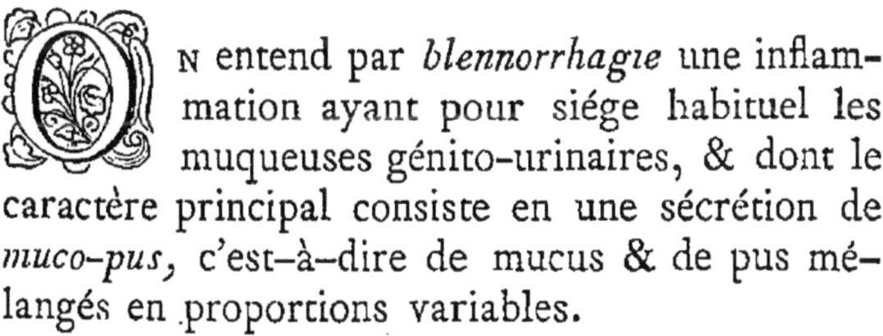

On entend par *blennorrhagie* une inflammation ayant pour siége habituel les muqueuses génito-urinaires, & dont le caractère principal consiste en une sécrétion de *muco-pus*, c'est-à-dire de mucus & de pus mélangés en proportions variables.

2. Appliqué sur une des muqueuses capables d'en subir l'action, le muco-pus blennorrhagique

y provoque une inflammation semblable à celle qui lui a donné naissance.

3. Le simple contact de la matière blennorrhagique avec la muqueuse suffit pour en assurer l'effet; l'inoculation s'opère à la surface, sans qu'il soit nécessaire que la membrane ait été préalablement dépouillée de son épithélium.

4. C'est dans le globule purulent que réside exclusivement le principe contagieux de la matière blennorrhagique. Un écoulement réduit à du mucus pur cesse d'être transmissible.

5. Le pouvoir contagieux du muco-pus blennorrhagique varie suivant l'état inflammatoire de la muqueuse : il est d'autant plus grand que la phlegmasie est plus intense, & que la proportion de pus que contient la matière sécrétée l'emporte davantage sur celle du mucus.

6. Aucun caractère, chimique ou microscopique, ne permet de distinguer le muco-pus blennorrhagique de toute autre sécrétion muco-purulente : rien ne révèle à nos sens son activité contagieuse.

7. L'orgasme érotique favorise l'action contagieuse du muco-pus blennorrhagique; mais il n'en est pas la condition nécessaire. Une sonde,

un pinceau de charpie, un objet quelconque imprégnés de muco-pus, suffisent pour transmettre la maladie.

8. Recueilli & placé à l'abri du contact de l'air, le muco-pus blennorrhagique conserve pendant quelque temps son pouvoir contagieux. On peut même, lorsqu'il est récent, le délayer dans une certaine quantité d'eau, sans lui enlever son activité.

9. La blennorrhagie est une maladie toujours locale. La *diathèse blennorrhagique* n'a jamais existé ailleurs que dans le cerveau de ceux qui l'ont inventée.

10. Aucune analogie n'existe entre les accidents consécutifs auxquels la blennorrhagie peut donner lieu & les manifestations de la syphilis constitutionnelle. Ces accidents sont simplement le résultat soit d'actions réflexes ou sympathiques sur des organes éloignés, soit d'une extension de la maladie à des organes voisins de son siége primitif.

11. La blennorrhagie peut être accidentellement compliquée de chancres, de plaques muqueuses ou autres lésions dépendant de la syphilis; mais il n'existe point de blennorrhagie essentiellement syphilitique.

12. Toutes les muqueuses de l'économie ne sont pas indistinctement ni également capables de subir la contagion blennorrhagique.

13. Les muqueuses de l'urèthre, du gland & du prépuce, celles de la vulve, du vagin & de l'utérus, la muqueuse anale & la conjonctive sont les seules sur lesquelles s'exerce d'une manière certaine l'activité contagieuse du muco-pus.

14. La muqueuse buccale, si souvent exposée à des contacts impurs, n'est jamais affectée de blennorrhagie.

15. Dans l'ordre des muqueuses que peut envahir la blennorrhagie, celle de l'urèthre occupe le premier rang. Cette membrane se distingue entre toutes par son extrême aptitude pour ce genre de phlegmasie.

16. Telle est, chez l'homme, la sensibilité de la muqueuse uréthrale pour la contagion blennorrhagique, que le plus léger contact des lèvres du méat avec une muqueuse affectée de blennorrhagie suffit pour engendrer l'uréthrite.

17. Bien que dans l'acte sexuel la muqueuse glando-préputiale soit plus directement exposée que celle de l'urèthre à la contagion, la blennorrhagie du gland & du prépuce (*balano-posthite*)

est cependant beaucoup moins fréquente que la blennorrhagie uréthrale.

18. Chez la femme, la blennorrhagie peut occuper à la fois ou successivement toute l'étendue de la muqueuse génito-urinaire, c'est-à-dire l'urèthre & le conduit vulvo-utérin. Mais elle peut également se limiter à l'une des parties de l'appareil sexuel : vulve, vagin, urèthre, utérus.

19. Diverses régions du corps où la peau, plus molle & plus humide, présente, sous ce rapport, une certaine analogie avec les muqueuses, peuvent devenir accidentellement le siége d'écoulements blennorrhoïdes. Tels sont, chez les personnes chargées de graisse, le pli génito-crural, la face interne & supérieure des cuisses, le nombril.

20. Le pouvoir contagieux du muco-pus blennorrhagique n'est pas seulement en rapport avec l'intensité de l'inflammation ; il varie encore suivant le siége & la nature des muqueuses affectées.

21. Plus une muqueuse est apte à contracter la blennorrhagie, plus son muco-pus est propre à la transmettre.

22. De tous les écoulements blennorrhagiques

ayant leur source dans les organes génito-urinaires des deux sexes, c'est celui de l'urèthre qui possède au plus haut degré le pouvoir contagieux.

23. Seul le muco-pus de l'ophthalmie blennorrhagique est doué d'une activité contagieuse au moins égale à celle du muco-pus uréthral. Transporté de l'œil dans l'urèthre ou dans le vagin, il en produit l'inflammation d'une manière aussi prompte que fatale.

24. Le muco-pus blennorrhagique n'est pas le seul agent capable d'engendrer la blennorrhagie.

25. Toute cause d'irritation, directe ou sympathique, suffisante pour enflammer une membrane muqueuse, peut, dans certaines circonstances, & plus particulièrement dans l'acte sexuel, déterminer une blennorrhagie en tout semblable à celles qui résultent de la contagion proprement dite.

26. De toutes les maladies vénériennes dont l'homme peut être atteint, la blennorrhagie uréthrale est de beaucoup la plus commune : ce qui tient non-seulement à l'extrême aptitude de l'urèthre pour l'inflammation blennorrhagique,

mais encore au grand nombre & à la variété des causes qui peuvent la produire.

27. Sur cent individus, disait Lisfranc, en parlant de la chaudepisse, il y en a au moins quatre-vingts qui l'ont eue, qui l'ont, ou qui l'auront. Le progrès de la civilisation a depuis lors plutôt accru que diminué cette proportion.

28. Parmi les causes de l'uréthrite chez l'homme, il faut mettre au premier rang l'abus des plaisirs sexuels avec des femmes atteintes de leucorrhée, affection si commune, surtout dans les grandes villes, où tant de conditions favorisent le développement du catarrhe utérin, sa source habituelle.

29. La blennorrhagie peut être le résultat de rapports sexuels trop multipliés entre deux individus sains, mais échauffés par des excès de table, les fatigues d'un bal, une orgie nocturne, toutes causes qui rendent les sécrétions plus âcres & les tissus plus irritables.

30. Non-seulement le flux leucorrhéique, mais encore le sang des règles & l'écoulement lochial peuvent, sous l'influence d'excès vénériens, acquérir une âcreté suffisante pour engendrer chez l'homme l'uréthrite ou la balano-posthite.

31. La plupart des femmes donnent la chaude-pisse sans en être elles-mêmes affectées. Cette maladie, bien que n'étant pas absolument rare chez la femme, est cependant beaucoup moins fréquente que chez l'homme.

32. Une blennorrhagie exclusivement bornée au canal de l'urèthre est presque toujours, chez la femme, la conséquence d'une contamination vénérienne, c'est-à-dire de rapports sexuels avec un homme atteint lui-même d'un écoulement uréthral.

33. Si la contagion blennorrhagique est la cause ordinaire, à peu près constante, du développement de l'uréthrite chez la femme, il n'en est pas de même pour la vulvite, la vaginite & la blennorrhagie utérine, lesquelles se produisent le plus souvent en dehors de toute relation suspecte.

34. Il n'est pas rare d'observer chez des petites filles de six à douze ans des inflammations aiguës de la vulve & de l'entrée du vagin, avec rougeur vive, gonflement des parties, écoulement abondant de matière puriforme, &c. Ces inflammations sont dues le plus souvent à des causes locales d'irritation, mais elles peuvent aussi se développer spontanément, surtout à l'époque de la seconde dentition.

35. Pour qu'une blennorrhagie se produise en vertu de causes étrangères à la contagion proprement dite, il faut généralement soit une prédisposition particulière, soit l'influence adjuvante d'une excitation vénérienne violente ou longtemps soutenue.

36. Un homme, vivant depuis longtemps avec une femme qui jusqu'alors ne lui avait rien communiqué, contracte une uréthrite aiguë : cependant le médecin constate que la femme est restée saine... En pareil cas, il y a lieu de soupçonner fortement l'intervention d'un tiers, qui lui-même en est au regret d'être entré en collaboration dans la communauté.

37. Telle femme se livre le même jour à plusieurs hommes : elle donne la chaudepisse aux uns & rien aux autres. Ce fait, que l'on observe assez souvent, démontre, relativement à la blennorrhagie, la valeur étiologique des prédispositions individuelles.

38. Le tempérament lymphatique, la scrofule, la dartre, l'arthritis, l'irritabilité naturelle ou acquise du système muqueux, les hémorrhoïdes, la gravelle, l'abus des boissons alcooliques & surtout de la bière, prédisposent à la blennorrhagie.

39. Une première blennorrhagie, si elle est

intense ou de longue durée, laisse généralement après elle, dans les parties qui en ont été le siége, une disposition morbide, un foyer latent d'irritation, qui rend ces parties beaucoup plus sensibles qu'elles ne l'étaient auparavant à l'action des causes communes de cette maladie.

40. A la suite de plusieurs blennorrhagies, ou même d'une seule suffisamment grave ou prolongée, il ne faut bien souvent que la cause excitante la plus simple, une fatigue musculaire, un excès de coït ou de boisson, pour rappeler l'inflammation sur la muqueuse précédemment affectée.

41. La facilité avec laquelle on contracte la blennorrhagie croît en raison du nombre & de la durée des blennorrhagies antérieures.

42. La prédisposition à la blennorrhagie, que crée la blennorrhagie elle-même, n'est qu'un cas particulier d'une loi générale applicable à toutes les muqueuses : une première inflammation des bronches, du larynx, aussi bien que de l'urèthre ou du vagin, prédispose à en contracter une autre.

43. Telle influence locale ou constitutionnelle prédisposant à telle maladie peut, dans certains cas, agir avec assez d'énergie pour en devenir la cause déterminante. C'est ainsi que des hémorrhoïdes, la gravelle, le voisinage d'une éruption

dartreuse donnent parfois naissance à des écoulements de l'urèthre ou du vagin.

44. Un prépuce trop long ou trop étroit, la trop grande largeur du méat uréthral, l'hypospadias, le volume disproportionné du pénis sont autant de conditions nuisibles à la sécurité des rapports sexuels.

45. Le contact journalier d'un même irritant peut émousser à la longue la sensibilité des organes, au point de les rendre complétement réfractaires à son action. De là ce fait bien connu de blennorrhagies résultant de relations passagères avec une femme dont l'amant habituel reste en parfaite santé.

46. La prédisposition à la blennorrhagie n'a d'importance réelle qu'à l'égard des causes étrangères à la contagion proprement dite. Devant le pouvoir contagieux du muco-pus blennorrhagique, son influence, sans disparaître entièrement, ne joue plus qu'un rôle secondaire.

47. Quelle que soit la cause qui la produise, la blennorrhagie est une & toujours identique.

48. La distinction que certains auteurs ont voulu établir entre une blennorrhagie prétendue

spécifique & une blennorrhagie simplement inflammatoire n'est qu'une pure hypothèse.

49. Blennorrhagie uréthrale & uréthrite, blennorrhagie vaginale & vaginite n'expriment, en réalité, qu'un seul & même état morbide : l'inflammation de l'urèthre ou du vagin.

50. Pris dans son sens étymologique, le mot blennorrhagie (écoulement de mucus) indique le symptôme dominant de l'uréthrite, de la vaginite, &c. L'usage, d'accord avec la clinique, a donc pu consacrer la synonymie de ces expressions.

51. Aucun caractère différentiel ne permet de distinguer une blennorrhagie de contagion, c'est-à-dire causée par le contact du muco-pus blennorrhagique, d'une blennorrhagie résultant, par exemple, d'excès vénériens avec une femme affectée d'un simple catarrhe utérin ou ayant ses règles.

52. Sauf le cas d'uréthrite chez la femme, lequel est presque toujours le signe d'une contagion, il est impossible, une blennorrhagie étant donnée, de savoir *a priori* dans quelles conditions de santé se trouve la personne qui l'a communiquée.

53. Un individu ayant une chaudepisse récente amène chez son médecin la femme qu'il accuse de la lui avoir transmise. Le médecin prend son spéculum, examine & ne trouve rien. C'est là un fait dont les spécialistes sont journellement témoins, & contre lequel ne saurait prévaloir aucune opinion contraire, si autorisée qu'on la suppose.

54. Les différences que l'on observe dans les symptômes, dans la marche & dans la durée de telle ou telle blennorrhagie, tiennent à diverses causes, parmi lesquelles il convient de mettre en première ligne la constitution, le tempérament & la manière de vivre des individus qui en sont atteints.

55. Une ophthalmie purulente développée spontanément, sans cause connue, produit une sécrétion de matière puriforme, dont le contact avec la muqueuse de l'urèthre ou du vagin détermine une blennorrhagie uréthrale ou vulvo-vaginale parfaitement caractérisée.

56. Toute blennorrhagie de l'urèthre ou du vagin, qu'elle provienne de contagion ou d'excès vénériens, donne lieu à un écoulement toujours capable, pourvu qu'il soit purulent, de transmettre une blennorrhagie semblable à celle dont il procède.

57. La source principale de l'écoulement blennorrhagique est dans les cryptes ou follicules muqueux de l'urèthre ou du vagin. A ces organes appartient spécialement le privilége de sécréter du pus contagieux, quelle que soit la cause qui en ait déterminé l'inflammation.

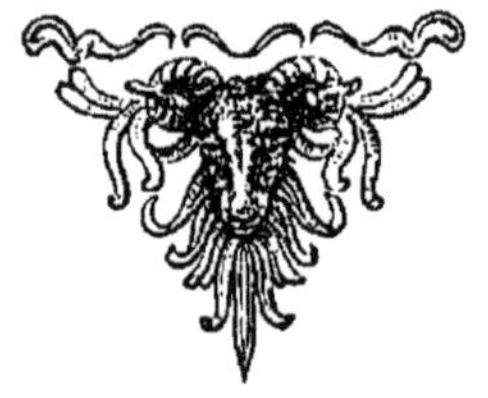

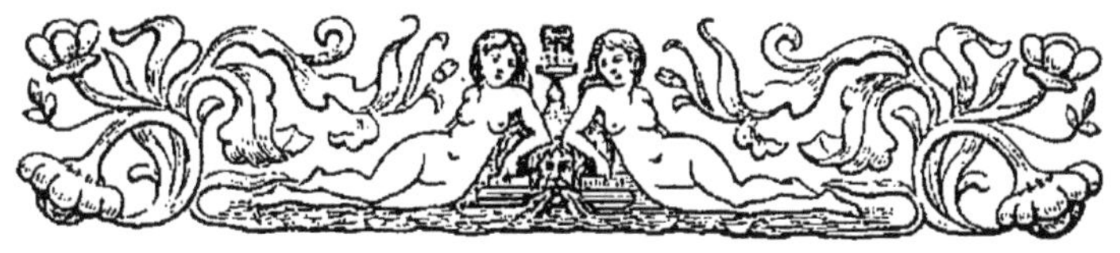

DEUXIÈME SECTION.

SUITE DE LA BLENNORRHAGIE.

SYMPTOMES.

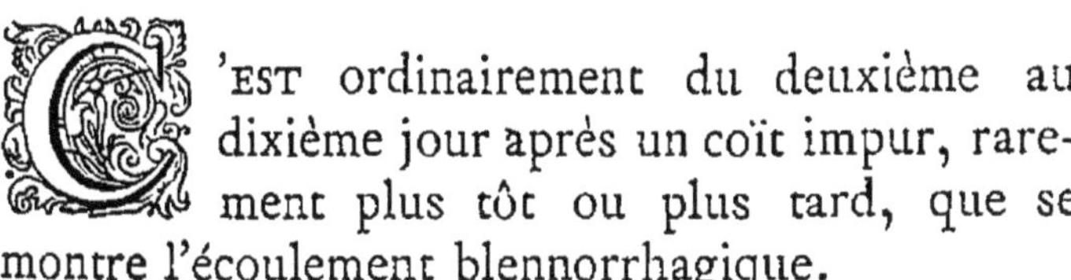

C'est ordinairement du deuxième au dixième jour après un coït impur, rarement plus tôt ou plus tard, que se montre l'écoulement blennorrhagique.

2. Une blennorrhagie peut être totale ou partielle, c'est-à-dire occuper toute l'étendue ou seulement quelques points isolés de la muqueuse qu'elle affecte.

3. Plus une blennorrhagie est intense, plus elle a de tendance à se localiser.

4. Il est rare qu'une uréthrite ou une vaginite franchement aiguës occupent, dans le même temps, toute l'étendue de l'urèthre ou du vagin. Ce caractère appartient plutôt aux blennorrhagies légères, subaiguës, de forme catarrhale.

5. Presque toujours la blennorrhagie commence, chez l'homme comme chez la femme, par les parties les plus externes des conduits génito-urinaires. Abandonnée à elle-même, elle tend à se propager ensuite d'avant en arrière, jusqu'aux parties profondes de ces conduits.

6. Une blennorrhagie ne peut débuter, chez l'homme, dans la profondeur de l'urèthre, qu'en vertu d'une prédisposition locale, résultant soit de longs excès vénériens, soit d'une ou de plusieurs blennorrhagies ayant déjà occupé cette région.

7. L'inflammation blennorrhagique du col utérin & du cul-de-sac vaginal se développe quelquefois d'emblée, par contagion directe; mais le plus ordinairement elle est la conséquence de l'extension progressive d'une vaginite qui a commencé par l'orifice externe du conduit vulvo-utérin.

8. Quand l'inflammation blennorrhagique se produit d'emblée dans les parties postérieures de l'urèthre ou du vagin, elle a peu de tendance à progresser d'arrière en avant. Si elle rayonne au delà de son siége primitif, c'est plutôt vers les organes adjacents & plus profonds, tels que la vessie, la prostate, les testicules, la matrice & les ovaires.

9. De tous les symptômes de la blennorrhagie, la douleur est celui qui offre le plus de variations.

10. Tantôt la douleur précède l'écoulement blennorrhagique ou se manifeste en même temps que lui; tantôt elle ne se fait sentir, au moins d'une manière vive, qu'un certain temps après l'apparition du muco-pus.

11. L'activité de la sécrétion blennorrhagique est loin de présenter un rapport constant avec l'intensité de la douleur.

12. Il est commun de voir des écoulements blennorrhagiques très-abondants s'établir & persister, sans que le malade éprouve aucune souffrance locale. Réciproquement, la blennorrhagie peut donner lieu à des douleurs intenses, bien que l'écoulement soit faible ou presque nul.

13. Une douleur vague & sourde dans la région ano-périnéale, un besoin incessant & impérieux d'excréter l'urine, dont les dernières gouttes produisent, en traversant l'urèthre, la sensation d'un liquide brûlant, sont autant de symptômes qui annoncent l'extension de l'uréthrite aux parties profondes du canal (*cystite du col*).

14. Il arrive souvent, quand la blennorrhagie de l'urèthre a gagné le col de la vessie, que les dernières gouttes d'urine sont teintées de sang. Ce symptôme, qui effraye beaucoup les malades, est rarement de longue durée, & ne présente généralement aucun danger.

15. Les caractères physiques de l'écoulement uréthral varient suivant le siége de l'inflammation. Tant que l'uréthrite aiguë ne dépasse pas le bulbe, le muco-pus reste épais, crémeux, homogène, jaune verdâtre ou rouillé; il devient plus léger, plus fluide & d'une teinte moins foncée, quand il prend sa source dans la région membrano-prostatique.

16. Au moment où la blennorrhagie de l'urèthre envahit le col de la vessie, on observe, dans la plupart des cas, une diminution notable de l'écoulement. Mais cet effet n'est que momentané; l'écoulement reprend son cours & reparaît tel qu'il était auparavant, dès que les symptômes de cystite commencent à s'amender.

17. Un des symptômes les plus caractéristiques de l'uréthrite profonde est la contraction spasmodique ou contracture du col vésical, d'où résulte une gêne passagère & intermittente dans l'émission de l'urine, avec surcroît de douleur vers la fin de la miction.

18. C'est principalement pendant la nuit, après que le sommeil a permis à l'urine de s'accumuler dans la vessie, que se produit, chez les individus atteints d'une uréthrite profonde, la contraction spasmodique du col vésical. La difficulté d'uriner devient alors d'autant plus grande que le besoin en est plus pressant.

19. A la difficulté d'uriner s'ajoutent fréquemment, chez les malades atteints de cystite du col, des érections nocturnes qui, par leur violence & leur ténacité, constituent un des symptômes les plus pénibles de l'uréthrite profonde.

20. L'urèthre chez la femme étant beaucoup plus court que chez l'homme, le col vésical se trouve par cela même plus exposé aux atteintes de la blennorrhagie. Aussi l'uréthrite chez la femme s'accompagne-t-elle plus fréquemment que chez l'homme des phénomènes morbides qui caractérisent l'inflammation des parties profondes du canal.

21. Chez la femme, la miction peut être très-douloureuse, bien que l'urèthre ne soit pas enflammé; il suffit que la blennorrhagie occupe la moitié inférieure de la vulve. Le même effet se produit chez l'homme dans la balano-posthite compliquée de phimosis inflammatoire.

22. La blennorrhagie vaginale est d'autant moins douloureuse qu'elle est plus profondément située.

23. Très-souvent on rencontre des femmes chez lesquelles le spéculum met en évidence de larges ulcérations du col utérin, dont nulle souffrance locale n'avait jusqu'alors permis de soupçonner l'existence.

24. Lorsqu'une blennorrhagie touche à son déclin, le symptôme qui s'efface le premier est la douleur. L'écoulement ne cesse jamais que le dernier, souvent même longtemps après que tous les autres symptômes ont disparu.

25. Une première blennorrhagie est généralement plus aiguë & plus douloureuse que celles qui la suivent.

26. Indépendamment de la sécrétion muco-purulente, qui est le symptôme caractéristique de la blennorrhagie, cette maladie peut donner lieu à diverses lésions anatomiques, dont les plus communes sont la rougeur & la tuméfaction de la muqueuse & de ses follicules.

27. Quand la blennorrhagie prend le type phlegmoneux, à la rougeur & au gonflement de la muqueuse s'ajoute l'engorgement inflammatoire

du tissu cellulaire ambiant, d'où résultent le plus souvent des indurations plastiques de ce tissu, quelquefois des abcès.

28. Les abcès péri-uréthraux, résultant de l'extension de la phlegmasie de l'urèthre au tissu cellulaire ambiant, ont généralement pour siége les côtés du frein; plus rarement on les observe dans l'espace compris entre le gland & les bourses.

29. Il arrive souvent, dans l'uréthrite aiguë, que l'urèthre, perdant sa souplesse normale, ne peut plus suivre dans leur développement érectile les corps caverneux de la verge, & force celle-ci à se courber en un arc à concavité inférieure, dont il forme la corde. Ce phénomène, ordinairement fort douloureux, a reçu le nom d'*érection* ou *chaudepisse cordée.*

30. Certains individus, peu délicats sur le choix des moyens thérapeutiques, ne craignent pas, en cas de chaudepisse cordée, de *rompre la cordè*, c'est-à-dire l'urèthre, en frappant d'un violent coup de poing le dos de la verge préalablement placée sur un plan résistant. Il est bon de prévenir les malades disposés à recourir à cette pratique brutale, des accidents graves qui peuvent en résulter.

31. Les érosions superficielles que l'on observe dans la balano-posthite & dans la vulvite n'intéressent que l'épithélium. Elles sont d'un rouge vif, larges, molles, sans forme déterminée ; leurs bords, irrégulièrement découpés, n'ont pas d'épaisseur sensible.

32. De toutes les muqueuses susceptibles d'être affectées de blennorrhagie, c'est celle du col utérin qui offre le plus de tendance à s'ulcérer.

33. Rarement l'uréthrite aiguë se complique d'ulcérations. Dans la plupart des cas, l'inflammation borne ses effets à la rougeur & au gonflement de la muqueuse, sans aucune perte de substance.

34. Dans quelques cas de blennorrhagie, particulièrement dans la vaginite & dans la conjonctivite purulente, la muqueuse se couvre de granulations, formant à sa surface de petites saillies d'un rouge vif, tantôt isolées, tantôt & le plus souvent réunies par groupes.

35. Les granulations de la vaginite, de l'ophthalmie purulente, ainsi que celles qui se produisent parfois dans l'uréthrite chronique, ne constituent pas, comme on l'a prétendu, une lésion spécifique. Elles ne sont qu'un épiphénomène, un

symptôme local dû à l'engorgement inflammatoire des papilles ou des cryptes muqueux.

36. Un des effets les plus communs de la blennorrhagie est le développement de végétations de diverses formes (*choux-fleurs, poireaux, crêtes de coq, &c.*), lesquelles prennent naissance soit sur les muqueuses primitivement malades, soit sur celles qui ont subi le contact prolongé du muco-pus.

37. La blennorrhagie n'est pas la seule cause des végétations. Le chancre simple, le chancre infectant, ainsi que toutes les autres lésions syphilitiques des muqueuses, peuvent en être également suivis.

38. Des végétations entièrement semblables par leur forme & par leur structure anatomique aux végétations qui ont pour origine la blennorrhagie ou la syphilis s'observent parfois chez des individus qui n'ont jamais eu de maladie vénérienne.

39. Chez la femme, l'état de grossesse est une condition favorable au développement des végétations.

40. Aucun élément anatomique spécial ne distingue les végétations d'autres productions ana-

logues dont la peau & les muqueuses peuvent être affectées. Le microscope n'y décèle autre chose qu'une trame de cellules épithéliales sillonnées par de nombreux vaisseaux.

41. Les végétations ne sont pas contagieuses. Leur développement paraît être sous la dépendance d'une prédisposition particulière, d'une sorte de diathèse, en dehors de laquelle les irritants locaux, qui n'en sont que la cause apparente, ne sauraient leur donner naissance.

42. Les diverses lésions anatomiques que produit la blennorrhagie n'ont aucun caractère spécifique. Une uréthrite, une vaginite ne diffèrent, sous ce rapport, d'un coryza ou d'une bronchite qu'en raison des modifications de lieu, de texture, & de fonctions des muqueuses affectées.

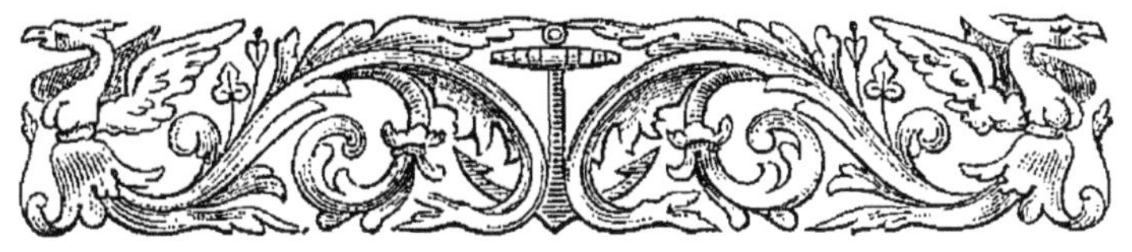

TROISIÈME SECTION.

SUITE DE LA BLENNORRHAGIE.

DIAGNOSTIC ET PRONOSTIC.

Le diagnostic de la blennorrhagie est, en général, chose facile. Chacune de ses variétés se traduit, chez l'homme comme chez la femme, par des signes pathognomoniques qui suffisent, dans la plupart des cas, pour en faire immédiatement connaître le siége précis, la forme & l'intensité.

2. La blennorrhagie peut être accidentellement compliquée de chancres primitifs, simples ou infectants, dont le siége profond échappe à la vue (*chancres larvés*). Tels sont les chancres de l'urèthre & du col utérin, ceux du gland ou du prépuce dans le cas de phimosis.

3. Il importe de ne pas confondre avec la blennorrhagie proprement dite certains écoulements blennorrhoïdes, pouvant résulter soit de

chancres larvés, soit de plaques muqueuses, d'ulcérations secondaires ou autres lésions de nature syphilitique.

4. Un écoulement peu épais, mal lié, séreux ou séro-sanguinolent ; une douleur circonscrite en un point fixe plus ou moins induré ou tuméfié ; la présence dans l'aine d'un bubon aigu ou d'un engorgement ganglionnaire multiple, dur & indolent... sont autant de signes qui doivent faire soupçonner l'existence d'un chancre larvé.

5. L'inoculation, faite sur le malade même, avec son propre pus, n'a de valeur absolue, comme élément de diagnostic d'un chancre larvé, que si le résultat qu'elle donne est positif. Dans le cas contraire, le doute n'est pas levé.

6. Si le résultat de l'inoculation est positif, il est *certain* qu'un chancre existe sur un des points cachés de la muqueuse, & il est *probable* que ce chancre est simple, non infectant.

7. Une induration partielle de l'urèthre ne suffit pas, en l'absence de tout autre signe, pour établir l'existence d'un chancre uréthral, cette induration pouvant être & n'étant le plus souvent que le résultat d'un engorgement inflammatoire des follicules muqueux ou du tissu cellulaire ambiant.

8. Le chancre infectant ne s'inoculant que dans quelques cas exceptionnels sur l'individu qui le porte, sa présence, lorsqu'il siége sur un point inaccessible à la vue, ne peut donner lieu qu'à des signes de présomption, dont le plus caractéristique est l'engorgement multiple, dur & indolent des ganglions correspondants.

9. Les chancres de l'urèthre, simples ou infectants, occupent presque toujours le méat. Il est très-rare, si tant est que cela existe, qu'ils se développent au delà de la fosse naviculaire.

10. Chez les individus ayant un phimosis inflammatoire, l'inoculation peut être l'unique moyen qui permette de distinguer sûrement le chancre simple de la balano-posthite. Mieux vaut néanmoins rester dans le doute que d'avoir recours à ce procédé dangereux & inutile pour le malade.

11. Il n'est aucune maladie dont le pronostic soit plus variable & plus incertain que celui de la blennorrhagie uréthrale.

12. Une chaudepisse commence; qui peut dire quand elle finira!!..

13. Plus une blennorrhagie de l'urèthre est

profondément située, plus elle est tenace, susceptible de récidiver & de passer à l'état chronique.

14. Obtenir une prompte sédation des symptômes aigus de l'uréthrite est ordinairement chose facile; mais faire cesser complétement & sans retour le suintement de la période finale, *hoc opus, hic labor est !*

15. Au moment où une chaudepisse semble approcher de son terme, on la voit quelquefois, sans cause appréciable, revenir tout à coup à l'état aigu. Il est rare cependant que l'inflammation reprenne alors le degré d'acuïté qu'elle présentait à son début.

16. Une uréthrite que l'on croyait guérie depuis huit, quinze, vingt jours & même plus, peut se reproduire spontanément, disparaître & revenir encore plusieurs fois. Telle est l'uréthrite dite *intermittente* ou *chaudepisse à répétition.*

17. La reprise de l'écoulement est ordinairement le seul symptôme qui marque le retour spontané d'une uréthrite. Rarement reparaissent la douleur en urinant, la rougeur & le gonflement des lèvres du méat, les érections pénibles & autres phénomènes inflammatoires qui carac-

térisent la première période d'une blennorrhagie aiguë.

18. L'uréthrite intermittente a pour siége habituel les parties profondes de l'urèthre. Dans cette région d'une organisation complexe & délicate, la phlegmasie, éteinte en apparence, peut se maintenir à l'état latent, jusqu'au moment où une excitation quelconque la fera éclater de nouveau.

19. La plupart des malades sont enclins à considérer chaque nouvelle chaudepisse qu'ils contractent, non comme le fait d'une contagion récente, mais comme le retour d'une ancienne uréthrite mal guérie. C'est au médecin à reconnaître ce qu'il peut y avoir de vrai ou de faux dans cette idée, qui trop souvent n'a pour mobile qu'un sentiment d'amour-propre ou de galanterie mal placée.

20. Quand une blennorrhagie aiguë a produit l'engorgement plastique des parois de l'urèthre, il ne faut guère compter sur la disparition définitive de l'écoulement, tant que persiste cet engorgement, c'est-à-dire tant que le canal reste dur, tuméfié & tendu comme si une sonde ou une bougie en remplissait la cavité.

21. La persistance de la douleur en urinant ou pendant l'érection, alors même que tous les autres symptômes de l'uréthrite auraient complé-

tement disparu, est un signe de mauvais augure. Le moindre écart de régime suffit, dans ce cas, pour rappeler l'écoulement.

22. La durée de la blennorrhagie n'est pas toujours en rapport avec la violence de ses symptômes.

23. Une blennorrhagie légère en apparence, indolente, subaiguë, dure quelquefois plus qu'une blennorrhagie franchement inflammatoire. Tel est le cas de certaines blennorrhagies de forme catarrhale qui débutent & se fixent d'emblée dans la profondeur de l'urèthre ou du vagin.

24. De toutes les variétés de la blennorrhagie chez l'homme, la balanite ou balano-posthite non compliquée de phimosis est la plus bénigne, la seule qui offre une tendance réelle à se guérir vite & spontanément.

25. Quand la balano-posthite se complique de phimosis, le pronostic est moins favorable. Non-seulement la guérison en est alors plus difficile, mais encore le prépuce est exposé à devenir le siége d'une inflammation phlegmoneuse, laquelle peut se terminer soit par des abcès, soit par la gangrène.

26. La vulvite superficielle, très-analogue par

ses symptômes à la balano-posthite simple, est, comme celle-ci, d'une guérison ordinairement prompte & facile.

27. Quelquefois la vulvite prend le type phlegmoneux. L'inflammation peut alors s'étendre aux organes voisins, particulièrement aux cryptes sous-muqueux & aux glandes vulvo-vaginales; d'où la formation d'abcès plus ou moins volumineux dans l'épaisseur des grandes ou des petites lèvres.

28. Aux abcès de la vulve succèdent fréquemment de petits kystes fistuleux, dont la suppuration, continue ou intermittente, tend sans cesse à reproduire de nouveaux abcès. La guérison de ces kystes, rarement spontanée, n'est pas toujours chose facile à obtenir.

29. L'uréthrite chez la femme est moins grave que chez l'homme. Au point de vue du pronostic, elle tient le milieu entre la vulvite & la vaginite.

30. La présence de granulations dans la vaginite, complication à laquelle prédispose particulièrement l'état de grossesse, est un obstacle à la guérison de cette maladie, & l'une des principales causes qui peuvent la faire passer à l'état chronique.

31. Aucune maladie vénérienne n'est plus opiniâtre que la blennorrhagie utérine, surtout chez les femmes qui ont eu des enfants.

32. L'engorgement douloureux des ganglions inguinaux, qui, chez l'homme, accompagne fréquemment l'uréthrite à son début, se termine presque toujours par une résolution franche & rapide. En cas de suppuration, c'est toujours un bubon simple, non virulent, qui prend naissance.

33. Les petits abcès, dits péri-uréthraux, que produit parfois l'uréthrite aiguë, peuvent s'ouvrir dans l'urèthre ou extérieurement. L'ouverture dans l'urèthre est la plus fâcheuse, en ce sens qu'elle peut avoir pour conséquence la formation de fistules urinaires, toujours difficiles à guérir.

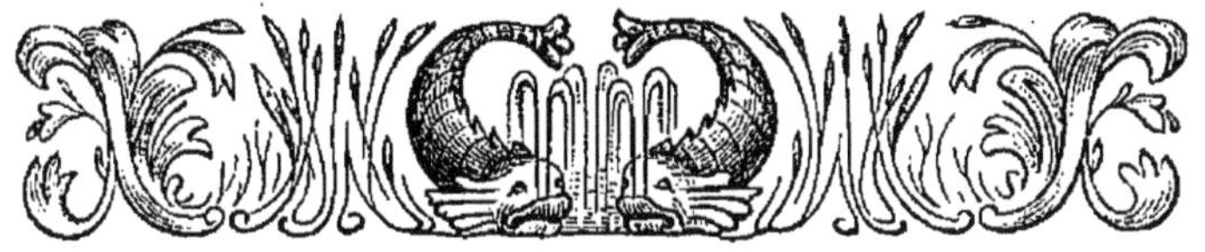

QUATRIÈME SECTION.

SUITE DE LA BLENNORRHAGIE.

COMPLICATIONS.

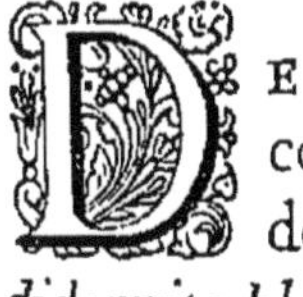E toutes les complications ou maladies consécutives auxquelles l'uréthrite peut donner lieu, la plus commune est l'*épididymite blennorrhagique.*

2. Pour que l'uréthrite donne lieu à l'épididymite blennorrhagique, il est nécessaire que l'inflammation occupe la région prostatique de l'urèthre; ce qui justifie l'expression pittoresque de *chaudepisse tombée dans les bourses*, par laquelle on désigne vulgairement cette affection.

3. Le développement de l'épididymite dépend moins de l'intensité que de la durée de l'inflammation uréthrale. Le plus souvent, en effet, cet accident ne se produit que quand l'uréthrite, déjà ancienne, est réduite pour tout sympôme à un léger suintement à peine perceptible.

4. Diverses causes favorisent la production de l'épididymite : excès vénériens, longues marches, équitation, &c. Mais sa cause principale est la prédisposition. Certains individus ne peuvent contracter une uréthrite, si légère qu'elle soit, sans que celle-ci se complique de l'inflammation de l'épididyme, malgré toutes les précautions prises pour l'éviter.

5. Une douleur sourde & continue se produisant, pendant le cours d'une uréthrite, dans la partie inférieure de l'aine, doit faire craindre le développement prochain d'une épididymite. Mais ce signe n'est pas constant. Dans la plupart des cas, l'épididymite débute brusquement, sans autres symptômes précurseurs que ceux de l'uréthrite dont elle procède.

6. Le médecin appelé à traiter une uréthrite profonde doit, dans l'intérêt de l'art & du malade, prévenir aussitôt celui-ci de l'invasion possible d'une épididymite. Sans cette précaution, il court le risque, l'accident venant à se déclarer, de se voir accusé d'en être la cause, ou tout au moins d'avoir manqué de prévoyance.

7. Ce qui fait de l'épididymite blennorrhagique une affection sérieuse, c'est l'engorgement plastique de l'épididyme auquel elle donne lieu fatalement ; cet engorgement pouvant avoir pour effet,

lorsqu'il est bi-latéral, d'oblitérer en totalité les conduits spermatiques, &, par suite, de rendre le sperme infécond.

8. On pourrait croire que les individus dont le sperme devient infécond par oblitération complète des épididymes doivent perdre en même temps leur puissance virile; mais il n'en est rien. Ces individus conservent les mêmes désirs & le même pouvoir d'y satisfaire; leur sperme lui-même, sauf l'absence des spermatozoïdes, ne subit aucune modification apparente.

9. Les indurations plastiques de l'épididyme ne se résolvent que très-lentement; il faut en général plusieurs mois pour obtenir ce résultat. Dans quelques cas même, ces indurations persistent indéfiniment, malgré tout ce qu'on a pu faire pour en délivrer le malade.

10. Il arrive assez souvent que des individus, se disant mariés, consultent leur médecin pour savoir s'ils sont ou non capables d'avoir des enfants. Dans cette situation délicate, comme dans toute autre analogue, celui-ci devra se rappeler que si, pour le vulgaire, « toute vérité n'est pas bonne à dire, » ce sage précepte s'impose plus fortement encore au médecin, dont le premier devoir, en pareil cas, est de sauvegarder l'honneur & le repos de la famille.

11. Jamais l'inflammation blennorrhagique n'envahit le corps du testicule, de manière à produire l'orchite proprement dite, sans avoir préalablement affecté l'épididyme.

12. Comme l'épididymite, l'orchite vraie peut se terminer par résolution ou par induration; mais souvent aussi elle aboutit soit à la suppuration, soit à la gangrène du testicule (*fongus bénin*).

13. Chez la femme, l'inflammation blennorrhagique peut se propager de l'utérus aux ovaires & à leurs ligaments (*pelvi-péritonite*), de la même manière qu'elle s'étend, chez l'homme, de l'urèthre à l'épididyme & au testicule.

14. L'état chronique de phlogose ou de congestion dans lequel se trouvent habituellement, chez les prostituées, l'utérus & ses annexes, est la cause probable de la stérilité relative que l'on observe chez la plupart d'entre elles.

15. Un malade ayant une uréthrite profonde éprouve tout à coup, dans la région ano-périnéale, une douleur gravative, qui augmente lorsqu'il se tient assis, ou pendant les efforts de la défécation. Ce symptôme est l'indice certain de l'invasion, ou au moins de l'imminence d'une prostatite aiguë.

16. Il faut éviter de confondre l'irritation réflexe ou sympathique de la prostate, complication très-fréquente de l'uréthrite profonde, avec l'inflammation de cette glande, accident heureusement peu commun.

17. Quand la prostate est simplement irritée, elle sécrète abondamment; le contraire a lieu quand elle est enflammée. Dans ce dernier cas, l'écoulement uréthral est plutôt diminué qu'augmenté; souvent même il se supprime complétement.

18. La prostatite aiguë a une marche rapide; elle peut se terminer par résolution, ce qui est le cas le plus ordinaire, par suppuration ou par induration hypertrophique de la prostate. Cette dernière terminaison ne s'observe généralement que chez les individus d'un âge avancé.

19. Lorsque, chez un malade affecté depuis plusieurs jours d'une prostatite aiguë, se produisent des frissons subits, irréguliers, redoublant vers le soir, il y a lieu de craindre la formation d'un abcès prostatique.

20. Les abcès de la prostate ont une grande tendance à s'ouvrir du côté de l'urèthre; mais ils peuvent également se faire jour dans le rectum

ou au périnée. L'ouverture dans l'urèthre est la moins dangereuse; elle est ordinairement suivie d'un soulagement immédiat, avant-coureur d'une guérison beaucoup plus prompte que ne pouvaient le faire espérer la violence & la gravité des symptômes précédemment observés.

21. Parmi les complications possibles de l'uréthrite, il en est une dont on n'a pu jusqu'à présent saisir le mécanisme : c'est *l'arthrite blennorrhagique.* On comprend qu'une chaudepisse tombe dans les bourses; mais comment expliquer sa chute dans un genou?... Pourtant le fait n'est pas douteux.

22. Certains individus, bien que libres de toute disposition rhumatismale, ne peuvent avoir une ou plusieurs uréthrites sans que celles-ci se compliquent chaque fois d'une arthrite blennorrhagique : preuve certaine du rapport de causalité qui unit l'une à l'autre ces deux affections.

23. Toutes les articulations, grandes ou petites, les gaînes tendineuses & les bourses synoviales peuvent participer à l'inflammation blennorrhagique. L'articulation du genou est celle qui en est le plus souvent affectée (au moins neuf fois sur dix). Après elle viennent, dans l'ordre de fréquence, les articulations tibio-tarsienne, huméro-cubitale & radio-carpienne.

24. Dans l'arthrite blennorrhagique, c'est la synoviale qui le plus souvent est le siége unique de la maladie. L'exhalation séreuse qui en résulte produit, en s'épanchant dans l'article, une véritable hydarthrose, très-facile à reconnaître, surtout au genou, où le soulèvement & la mobilité fluctuante de la rotule ne peuvent laisser aucun doute à cet égard.

25. L'arthrite blennorrhagique est ordinairement monoarticulaire. Ce n'est que par exception qu'elle sévit à la fois ou successivement sur plusieurs articulations. Ce caractère de fixité, joint à la marche lente, semi-chronique de l'inflammation, permet de distinguer l'arthrite blennorrhagique du rhumatisme articulaire aigu.

26. Comme l'épididymite, l'arthrite blennorrhagique est toujours le résultat d'une uréthrite profonde, touchant au col de la vessie. Jamais on ne la voit se produire au début de l'uréthrite, alors que l'inflammation n'occupe encore que la portion pénienne de l'urèthre.

27. Quelques auteurs ont soutenu que l'action de l'uréthrite sur les synoviales articulaires pouvait, comme celle du rhumatisme, s'étendre aux enveloppes séreuses du cœur, du cerveau & de la moelle. Si l'analogie entrevoit la possibilité de ce fait, la clinique n'en a point encore prouvé la réalité.

28. L'arthrite blennorrhagique s'accompagne parfois d'une iritis de forme particulière, dite iritis séreuse, laquelle paraît être de même nature que la maladie articulaire, & sous la dépendance du même état constitutionnel. Plus rarement cette espèce d'iritis se montre seule, c'est-à-dire sans arthrite concomitante.

29. L'iritis séreuse ou blennorrhagique n'affecte généralement qu'un seul œil. Aucun symptôme, si ce n'est la présence de l'uréthrite qui en a été la cause occasionnelle, ne permet de la distinguer de l'iritis dite rhumatismale.

30. Il importe de ne pas confondre l'iritis séreuse ou blennorhagique avec l'iritis syphilitique. Dans l'iritis blennorrhagique, marche rapide, franchement aiguë, douleur vive, tendance à la résolution; dans l'iritis syphilitique, marche lente, chronique, peu ou point de douleur, développement à la surface de l'iris de condylômes ou papules exclusivement propres à la syphilis.

31. De toutes les maladies vénériennes, sans en excepter la syphilis elle-même, la plus redoutable est *l'ophthalmie blennorrhagique.*

32. L'ophthalmie blennorrhagique est toujours le résultat d'une contagion directe, c'est-à-dire du transport dans l'œil du muco-pus blennorrha-

gique. Éviter cet accident, pour lui-même & pour autrui, doit donc être la préoccupation constante de tout individu atteint d'une blennorrhagie à l'état aigu.

33. Aucun signe différentiel, sauf peut-être l'extrême violence & la rapidité foudroyante de ses symptômes, ne permet de distinguer l'ophthalmie blennorrhagique des autres conjonctivites purulentes. L'examen des organes génitaux peut seul mettre sur la voie du diagnostic.

34. L'ophthalmie blennorrhagique ne frappe le plus souvent qu'un seul œil; quelquefois cependant elle les envahit tous les deux, mais successivement.

35. Telle est la rapidité avec laquelle se développent & se succèdent les divers symptômes de l'ophthalmie blennorrhagique, qu'en moins de vingt-quatre heures l'œil peut être complétement désorganisé.

36. Douleur vive, *immédiatement suivie d'un gonflement œdémateux de la paupière supérieure,* qui, en quelques heures, rougit, s'allonge verticalement & tombe sur la paupière inférieure qu'elle recouvre en partie; tel est le premier symptôme, le signe caractéristique marquant le début de l'ophthalmie blennorrhagique.

37. Il faut se garder de prendre pour un commencement d'ophthalmie blennorrhagique l'iritis séreuse, de forme rhumatismale, que produit aussi l'uréthrite. L'erreur pourrait être ici très-préjudiciable au malade, si le médecin, trop prompt à s'alarmer, appliquait à cette affection, relativement bénigne, le rude traitement que réclame à son début la blennorrhagie conjonctivale.

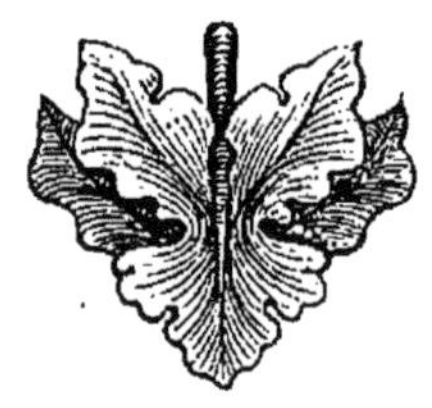

CINQUIÈME SECTION.

SUITE DE LA BLENNORRHAGIE.

FORME CHRONIQUE.

IL peut se faire que la blennorrhagie prenne, dès son début, la forme chronique. Mais en général la blennorrhagie chronique (*blennorrhée*) succède à la blennorrhagie aiguë.

2. Un traitement mal dirigé, des écarts de régime & surtout l'abus du coït ou de la masturbation, pendant la période de déclin d'une blennorrhagie aiguë, sont les causes les plus ordinaires du passage de cette maladie à l'état chronique.

3. Bien que la chaudepisse soit par elle-même difficile à guérir, sa prolongation indéfinie n'est due le plus souvent qu'au défaut de suite & de persévérance dans le régime & dans le traitement.

4. La plupart des malades chez qui la blen-

norrhagie a pris la forme chronique ne doivent ce fâcheux résultat qu'au trop d'empressement qu'ils ont mis à cesser toute médication, & à reprendre leur vie habituelle avant d'être complétement guéris.

5. Divers états constitutionnels, tels que le lymphatisme, l'anémie, la scrofule, les dispositions catarrhale, dartreuse, arthritique, &c., favorisent la tendance naturelle de la blennorrhagie à prendre la forme chronique.

6. Toute irritation voisine d'une muqueuse affectée d'écoulement blennorrhagique tend, par sympathie, à entretenir cet écoulement. C'est ainsi que l'herpès & l'eczéma du prépuce, du scrotum ou de la vulve, le prurit de l'anus, les hémorrhoïdes, la gravelle, peuvent mettre obstacle à la guérison des blennorrhagies de l'urèthre ou du vagin.

7. La blennorrhée, comme toutes les autres affections chroniques des muqueuses, est surtout commune dans les pays froids & humides. Dans nos climats, c'est au printemps & en automne qu'elle se produit le plus fréquemment.

8. Parmi les causes de la blennorrhée, il convient de placer la faiblesse & le relâchement des

tissus, particulièrement aux orifices excréteurs des cryptes ou follicules muqueux.

9. Deux formes distinctes caractérisent chez l'homme la blennorrhée : tantôt c'est un suintement continu qui entretient l'urèthre dans un état permanent d'humidité (*suintement muqueux*) ; tantôt c'est un écoulement intermittent qui ne se montre qu'à certaines heures du jour, le matin principalement, sous l'apparence d'une simple goutte (*goutte militaire*).

10. Le suintement muqueux, simple effet d'une hypersécrétion des follicules de l'urèthre, est constitué par un mucus légèrement visqueux, clair ou opalin, dépourvu de globules purulents ou n'en contenant qu'une proportion insignifiante.

11. Un muco-pus jaunâtre, plus ou moin épais, forme la goutte militaire. Ce symptôme est constamment l'indice d'une phlogose limitée à un ou plusieurs points du canal, au niveau desquels la muqueuse est épaissie, souvent ulcérée ou parfois recouverte de granulations.

12. L'uréthrite chronique est la cause la plus ordinaire des rétrécissements organiques de l'urèthre; elle peut en être également l'effet, en ce sens que ceux-ci, une fois formés, deviennent à

leur tour une source permanente d'écoulements blennorrhéiques.

13. Rien n'est plus facile que de reconnaître la blennorrhée chez l'homme; mais là n'est pas le diagnostic. Le point important est de découvrir les causes locales ou diathésiques, sous l'influence desquelles l'écoulement se perpétue.

14. La première chose à faire, dans le diagnostic de la blennorrhée uréthrale, est de déterminer si l'urèthre a conservé son calibre normal ou si la maladie est le résultat d'un rétrécissement. Quant aux autres lésions auxquelles peut tenir la blennorrhée (érosions, ulcérations, granulations, &c.), on les reconnaîtra, si on le juge nécessaire, au moyen de l'uréthroscope.

15. Un rétrécissement de l'urèthre peut exister depuis un temps, même assez long, sans qu'aucune modification apparente dans l'émission de l'urine en ait encore averti le malade. L'exploration du canal par le catéthérisme est donc, dans tous les cas de blennorrhée uréthrale, d'une absolue nécessité.

16. Le catéthérisme est le seul moyen qui permette de distinguer immédiatement la contracture permanente du col vésical, dont se complique parfois l'uréthrite chronique, des rétrécissements

organiques de l'urèthre, avec lesquels on pourrait aisément la confondre, en ne tenant compte que des troubles observés dans la miction.

17. La blennorrhée a une durée indéterminée; elle peut persister pendant des mois & des années, avec des alternatives d'apaisement & de recrudescence, dont il est bien difficile de prévoir le terme.

18. Quelquefois la blennorrhée disparaît d'elle-même & subitement, alors que rien ne semblait annoncer cette heureuse terminaison. Ce cas est néanmoins fort rare; pour le plus grand nombre des malades, la guérison n'est que le prix d'une longue persévérance dans le traitement.

19. La blennorrhée est, pour la plupart des malades, une cause de tourment moral. Chez quelques-uns même ce trouble de l'esprit persiste après la guérison, & dégénère en une sorte de monomanie (*hypochondrie uréthrale*), dont on ne parvient pas toujours à les délivrer.

20. On observe l'hypochondrie uréthrale, qu'il ne faut pas confondre avec la syphiliomanie, dans toutes les classes de la société, plus fréquemment peut-être, ce qui paraît étrange, dans les classes inférieures, chez des individus complétement illettrés. La syphiliomanie, au contraire, plus com-

pliquée dans ses effets, frappe de préférence les hommes d'un esprit cultivé.

21. Une complication assez fréquente de l'uréthrite chronique, est l'hypersécrétion des glandes de Cowper ou de la prostate, accident facile à reconnaître par la présence sur le linge de taches plus ou moins larges, grisâtres & fortement empesées.

22. Certains sujets, affectés d'uréthrite chronique, présentent de temps à autre, principalement après la miction ou pendant les efforts de la défécation, un écoulement plus ou moins abondant, consistant en un fluide visqueux semblable à du blanc d'œuf ou à de l'eau de gomme. On a donné à cet écoulement le nom de *prostatorrhée*, qui en désigne à la fois la nature & le point de départ.

23. Trop souvent malades & médecins confondent la prostatorrhée, symptôme ordinairement peu dangereux, avec la spermatorrhée. Il peut alors arriver que le malade, se croyant menacé dans ses facultés viriles, & perdant ainsi la confiance nécessaire à leur libre exercice, devienne impuissant uniquement parce qu'il craint de l'être.

24. Aucune fonction, chez l'homme, n'est

plus directement soumise que l'acte sexuel à l'influence de l'imagination. Un excès de timidité, la crainte d'un insuccès, une émotion trop vive, en présence d'une femme longtemps désirée, suffisent pour paralyser instantanément l'organe même qui devait en assurer la possession.

25. Se croire impuissant est un motif suffisant pour le devenir.

26. Un examen attentif permettra toujours de distinguer la prostatorrhée de la spermatorrhée. Dans la prostatorrhée, la matière émise n'est & ne peut être autre chose que du liquide prostatique, incolore, visqueux & filant comme du blanc d'œuf, sans odeur spermatique. Le microscope n'y décèle la présence d'aucun spermatozoïde.

27. La spermatorrhée peut être la conséquence d'une uréthrite chronique qui, s'étendant de proche en proche, envahit les canaux éjaculateurs & les vésicules séminales. Mais telle n'est pas sa cause la plus commune : une continence trop absolue dans l'âge de la virilité, comme aussi l'abus des plaisirs vénériens & surtout de la masturbation, sont l'origine la plus fréquente de cette affection.

28. Dans la spermatorrhée, les malades perdent d'abord leur sperme en dormant, sous l'in-

fluence de rêves érotiques qui se multiplient outre mesure. Plus tard, l'émission spermatique se produit sans l'intervention du songe & sans érection, aussi bien pendant le jour que dans la nuit. A ces symptômes locaux se joignent bientôt une faiblesse extrême, une impuissance absolue, & finalement un état de marasme physique & mental qui peut entraîner la mort.

29. Aux symptômes ordinaires de l'uréthrite chronique s'ajoute fréquemment la présence dans l'urine de petits filaments ou pellicules blanchâtres de mucus solidifié. Ce symptôme n'a rien de grave; mais, comme la blennorrhée, dont il procède, il devient pour beaucoup de malades une source d'inquiétudes & de préoccupations exagérées.

30. Rarement la blennorrhagie aiguë ou chronique se propage au delà du col de la vessie. Plus rarement encore l'inflammation s'étend aux uretères & remonte jusqu'aux reins.

31. Il faut éviter de prendre pour un symptôme de néphrite les douleurs rénales que provoque, chez quelques malades, l'usage immodéré du copahu & du cubèbe.

32. L'uréthrite chronique laisse parfois après elle une sensibilité anormale de l'urèthre. Ce trouble nerveux se remarque surtout chez cer-

tains sujets hypochondriaques qui, sans cesse préoccupés du fonctionnement de leurs organes sexuels, s'exagèrent les moindres sensations qu'ils y éprouvent.

33. L'écoulement blennorrhéique, si faible qu'il soit, est contagieux tant qu'il reste à l'état purulent. Il cesse de l'être dès qu'il est réduit à un suintement de mucus ou d'humeur prostatique sans mélange de pus.

34. Ce n'est pas toujours chose facile, dans la pratique, que de saisir la limite qui sépare tel écoulement contagieux de tel autre qui a cessé de l'être. Le médecin devra donc, même dans les cas où l'innocuité des rapports sexuels lui semblerait évidente, n'engager sa responsabilité que sous toutes réserves.

35. Un écoulement blennorrhéique dépourvu de tout pouvoir contagieux peut, sous l'influence d'une excitation vénérienne trop vive ou trop prolongée, revenir tout à coup à l'état purulent, & recouvrer ainsi la faculté de se transmettre.

36. Chez la femme, la blennorrhagie peut, comme chez l'homme, prendre la forme chronique. Cette terminaison est surtout à craindre quand l'inflammation occupe les culs-de-sac du vagin ou la muqueuse utérine.

37. Très-souvent la blennorrhagie chronique du vagin ou de l'utérus passe inaperçue des malades, qui, n'éprouvant aucune souffrance locale, ne se croient atteintes que d'une simple leucorrhée, à laquelle, bien différentes en cela des hommes, que le moindre suintement préoccupe, elles n'attachent aucune importance.

38. L'uréthrite, chez la femme, n'a que peu de tendance à passer à l'état chronique, ce qui s'explique facilement, si l'on considère que la position anatomique de l'urèthre le soustrait, chez elle, aux causes si nombreuses d'excitations vitales & mécaniques qu'il subit chez l'homme.

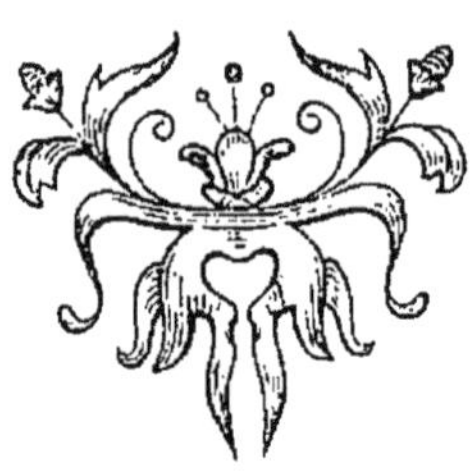

SIXIÈME SECTION.

SUITE DE LA BLENNORRHAGIE.

PROPHYLAXIE ET TRAITEMENT.

La science ne connaît aucun préservatif certain contre la blennorrhagie. Quelques sages précautions permettent seulement de se soustraire, dans une certaine mesure, aux diverses causes qui peuvent la faire naître.

2. On répète souvent que « la plus jolie fille du monde ne peut donner que ce qu'elle a. » Ce proverbe est faux & cache un piége. Beaucoup d'hommes prennent la blennorrhagie auprès de jolies filles qui ne l'ont point.

3. Aucune femme ne donnerait la blennorrhagie sans l'avoir, & le plus souvent même ne la communiquerait pas, bien que l'ayant, si des soins minutieux de propreté, *intus & extra*, étaient pour elle le prélude obligé de tout rapport sexuel.

4. Rien ne prédispose davantage la femme à donner & l'homme à contracter la blennorrhagie, qu'une excitation vénérienne trop prolongée, ou plusieurs fois répétée à de trop courts intervalles. Ici, comme en toutes choses, modérer ses désirs est la première loi de l'hygiène.

5. Souvent une leucorrhée qui, après un seul rapprochement, serait restée inoffensive, acquiert par la répétition des propriétés irritantes, & fournit alors un fluide contagieux. « L'homme qui a été l'auteur de cette recrudescence en devient la première victime. »

6. Malgré le vieil adage : *sine Baccho friget Venus,* il faut s'abstenir du coït après de trop fortes libations. L'ivresse alcoolique, lorsqu'elle ne s'oppose point aux rapports sexuels, leur donne un caractère de violence & d'acharnement toujours nuisible.

7. « *Si verò quis cum infecta muliere coire voluerit, quod fatuum est, non moretur in coitu.* » Ce précepte, que formulait il y a trois siècles Nicolas Massa, n'a rien perdu de son utilité : l'amour prudent doit être alerte & égoïste.

8. Comme le voyageur exposé sans défense aux injures d'un climat malsain, il faut, dans tout

coït suspect, hâter le pas & conclure au plus vite : *citò, tutò &... jucundè?*

9. Suivant la loi de Moïse, « la femme qui souffre ce qui, dans l'ordre de la nature, arrive chaque mois, sera séparée pendant sept jours. » Précaution toujours bonne à prendre, en limitant toutefois à la période menstruelle la durée de la séparation.

10. Il ne faut point oublier que l'écoulement lochial peut être une cause d'uréthrite pour ceux qui n'ont pas la patience d'attendre que les organes maternels, violentés par la parturition, soient rentrés dans leur état normal.

11. Durant le repos de la nuit, l'accumulation & le séjour forcé dans le vagin du sang menstruel ou de la matière leucorrhéique augmentent l'âcreté naturelle de ces matières, & rendent par cela même leur contact plus dangereux à l'heure du réveil.

12. Le *condom* est loin d'offrir une sécurité absolue. Peut-être même ce fragile vêtement est-il souvent plus dangereux qu'utile, alors que venant à se rompre ou à se déplacer, il laisse son protégé à découvert contre un péril que, sans son aide, celui-ci n'eût point osé affronter.

13. Uriner immédiatement après un coït suspect est une pratique utile & depuis longtemps connue, témoin cet antique aphorisme :

Post coïtum si mingas,
Aptè servabis urethras.

14. Une chaudepisse se déclare... *qu'on la guérisse le plus vite possible.*

15. Craindre que la cessation trop hâtive d'un écoulement blennorrhagique donne lieu à des phénomènes de répercussion ou de métastase (*épididymite, arthrite, iritis, &c.*) est une vieille chimère que l'observation moderne a fait évanouir.

16. Une prompte guérison de la blennorrhagie est le meilleur des préservatifs contre les accidents dont cette maladie peut se compliquer : *sublata causa, tollitur effectus.*

17. Les bains prolongés, les boissons délayantes & diurétiques que l'on employait jadis à large dose dans la période aiguë de l'uréthrite, sous le prétexte imaginaire de préserver les malades de l'infection syphilitique, en les *faisant couler* le plus possible, sont plutôt nuisibles qu'utiles. Étendre & prolonger le mal, sans profit pour le

malade, tel est l'effet ordinaire de cette pratique surannée.

18. Tenir au repos un organe malade est la première & la plus urgente des conditions nécessaires pour le guérir. Les boissons diurétiques, en imposant à l'urèthre enflammé un surcroît de travail, ne peuvent que l'irriter davantage & attirer l'inflammation vers le col de la vessie.

19. Hormis le cas où la blennorrhagie serait accompagnée d'un chancre infectant ou de toute autre lésion syphilitique, le mercure doit toujours être sévèrement banni de son traitement.

20. La blennorrhagie étant une maladie locale, doit être traitée de préférence par des remèdes locaux. Le traitement interne ne doit être employé que comme adjuvant de la médication topique, ou pour répondre à certaines indications particulières.

21. Deux modes principaux de traitement constituent la médication anti-blennorrhagique : le traitement *abortif* & le traitement *méthodique*. Le premier ne convient qu'au début de la blennorrhagie ; le second s'applique à toutes ses périodes.

22. Le traitement abortif, dont l'azotate d'ar-

gent forme la base, n'est applicable à l'uréthrite ou à la vaginite que dans les cas où l'inflammation n'occupe qu'une partie limitée de l'urèthre ou du vagin. Si le mal s'étend à la totalité de ces conduits, il faut renoncer à l'espoir d'en arrêter brusquement le cours.

23. L'action spécifique du copahu & du cubèbe est exclusivement propre à la blennorrhagie uréthrale.

24. Il est rare que le copahu & le cubèbe réussissent au début & dans la période aiguë de l'uréthrite. On ne peut réellement compter sur leur efficacité qu'au moment où, l'inflammation étant à peu près éteinte, il ne reste plus qu'à tarir l'écoulement.

25. Quelques injections avec une solution étendue de sulfate de zinc & de laudanum, le camphre, l'eau de goudron & les sirops balsamiques, sont les meilleurs remèdes à employer dans la période aiguë de l'uréthrite. En peu de jours, le mal s'apaise & l'écoulement se réduit à un léger suintement; souvent même ces moyens seuls, soutenus par une bonne hygiène, suffisent pour amener la guérison.

26. Les remèdes locaux qui, sur la peau, agissent comme calmants (fomentations émollientes,

pommades résolutives, cataplasmes, &c.) produisent un effet contraire sur les muqueuses affectées de blennorrhagie. Ces remèdes, en relâchant les tissus, favorisent la sécrétion muco-purulente & donnent ainsi à l'élément phlegmasique un surcroît d'activité.

27. Pour les muqueuses enflammées, du moins pour celles qui sont accessibles aux remèdes locaux, les véritables antiphlogistiques sont les astringents & même, dans quelques cas, les caustiques légers.

28. Appliquer, comme le conseillent quelques auteurs, de nombreuses sangsues au périnée, pour combattre une chaudepisse à son début, alors que l'inflammation n'occupe encore que la fosse naviculaire, est une pratique inutile & dangereuse, dont le résultat ordinaire est de prolonger le mal en affaiblissant le malade.

29. Les diverses substances réputées anaphrodisiaques (camphre, lupulin, bromure de potassium, &c.) n'ont, en général, que fort peu de prise sur un malade jeune, bien constitué, chez qui la blennorrhagie n'a le plus souvent pour effet que de surexciter le désir de s'exposer encore aux causes qui la font naître.

30. Contrairement aux idées reçues, le camphre n'a par lui-même aucune vertu anaphrodisiaque;

son action, dans la blennorrhagie uréthrale, se borne à calmer l'irritation du col de la vessie &, par suite, les érections qui peuvent en dépendre. Sous ce rapport, le camphre est l'antidote de la cantharide, laquelle ne provoque l'érection qu'en irritant le col vésical.

31. Le moment venu de prescrire à l'intérieur le copahu & le cubèbe, il faut les donner de suite à fortes doses : c'est la condition nécessaire pour obtenir un effet prompt & décisif, pour *couper* l'écoulement.

32. C'est par l'intermédiaire de l'urine, dans laquelle se dissolvent leurs principes volatils, qu'agissent principalement le copahu & le cubèbe, ce qui explique leur influence exclusive sur les écoulements de l'urèthre.

33. Administré à forte dose, le copahu produit parfois sur divers points de la peau, particulièrement sur la face dorsale des mains & des pieds, une éruption érythémateuse, qu'il faut éviter de confondre avec la roséole syphilitique.

34. Plusieurs substances, telles que le matico, le baume du Canada, l'essence de Santal, l'huile de bois, &c., ont été proposées comme succédanées du copahu & du cubèbe; mais jusqu'à présent, la pharmacie seule a pu s'applaudir de

leur introduction dans le traitement de la blennorrhagie uréthrale.

35. En présence d'une affection aussi tenace que l'uréthrite, il ne faut négliger aucun des moyens propres à la combattre. Aussi convient-il toujours de soutenir l'action des balsamiques, copahu & cubèbe, par l'emploi des injections astringentes, sans lesquelles ces deux remèdes ne donneraient le plus souvent qu'un résultat incomplet.

36. Parmi les substances astringentes employées dans le traitement local de la blennorrhagie, quelques-unes ont une vertu particulière & comme élective, suivant le siége de la maladie. Ainsi, dans l'uréthrite, c'est le sulfate de zinc qui agit le mieux; dans la balano-posthite & la vulvite, l'azotate d'argent; dans la vaginite, l'alun & le tannin; dans le suintement muqueux de l'anus, le ratanhia.

37. De toutes les maladies vénériennes, la plus facile à guérir est la balano-posthite, non compliquée de phimosis. Quelques soins de propreté, l'isolement des surfaces au moyen d'un linge sec ou imbibé d'une solution légère d'azotate d'argent, suffisent généralement pour en triompher en peu de jours. Il en est de même pour la vulvite.

38. Chez la femme, la difficulté de faire des injections dans l'urèthre rend ce mode de traitement à peu près impraticable dans le cas d'uréthrite. C'est donc au traitement général qu'il faut avoir recours : eau de goudron, copahu, cubèbe, camphre & bromure de potassium, le tout accompagné d'un régime sévère.

39. Aux injections astringentes (décoction de feuilles de noyer, solutions d'alun, de tannin, &c.), qui forment la base du traitement local de la vaginite, il convient de joindre la cautérisation avec le crayon d'azotate d'argent, toutes les fois, ce qui est le cas ordinaire, que la maladie se complique d'érosion ou d'ulcération du col utérin.

40. L'engorgement douloureux des ganglions inguinaux, que produit si fréquemment l'uréthrite à son début, n'exige aucun traitement particulier; le repos suffit, dans la plupart des cas, pour faire disparaître en peu de jours ce léger accident.

41. Une prompte intervention de l'art est nécessaire dans la lymphite du prépuce, afin d'éviter que l'épanchement séreux qui l'accompagne toujours ne dégénère en un œdème dur & persistant : compression avec une bande de toile imbibée d'eau blanche, en ayant le soin, pour activer la résorption, de maintenir la verge relevée sur le bas-ventre.

42. Il faut ouvrir sans retard les abcès périuréthraux &, en général, toutes les collections purulentes qui avoisinent l'urèthre.

43. La dysurie symptomatique de la cystite du col cède généralement avec assez de facilité à l'emploi du camphre, de l'eau de goudron, des bains de siége & des lavements laudanisés, soutenus par une hygiène sévère. Le catéthérisme évacuatif ne doit jamais être pratiqué que dans le cas de rétention complète.

44. Tout homme ayant une blennorrhagie des parties profondes de l'urèthre se trouve, tant que dure sa maladie, sous la menace incessante d'une épididymite : de là pour lui la nécessité de porter un bon suspensoir, & d'éviter toute excitation vénérienne, toute fatigue musculaire (longues marches, équitation, escrime, &c.) qui pourraient en favoriser le développement.

45. Repos horizontal, diète modérée, purgatifs salins, ouate ou cataplasmes laudanisés autour des bourses, maintenues relevées par une serviette roulée en forme de coussin, tels sont les meilleurs moyens à employer dans la période aiguë de l'épididymite. Quant aux évacuations sanguines locales, le mince profit qu'on en retire en pareil cas est loin de compenser leurs inconvénients.

46. Un traitement toujours long peut seul amener, dans quelques cas, la disparition complète des engorgements chroniques de l'épididyme : iodure de potassium à l'intérieur, ouate & suspensoir doublé en dedans de taffetas gommé, bien préférables, comme pansement, à toutes les pommades ou emplâtres résolutifs.

47. Il arrive assez souvent que l'épididymite blennorrhagique laisse après elle un léger épanchement dans la tunique vaginale. Le peu d'épaisseur de la couche liquide ne permettant pas l'emploi du trocart & de l'injection iodée, il convient d'y suppléer, soit par la ponction simple & la compression, soit par un séton filiforme.

48. La prostatite aiguë exige un traitement prompt & énergique : sangsues au périnée, onctions mercurielles belladonées, cataplasmes, lavements émollients, purgatifs salins, grands bains, boissons délayantes, diète & repos absolu. Ainsi combattue, la maladie se termine le plus souvent par résolution.

49. Bien que rien ne prouve suffisamment que l'arthrite blennorrhagique soit de nature rhumatismale, son traitement ne diffère pas de celui du rhumatisme ordinaire : antiphlogistiques, pommades résolutives, révulsifs cutanés, boissons alcalines, douches sulfureuses & compression

méthodique pour faciliter la résorption de l'épanchement articulaire.

50. Dès qu'une ophthalmie blennorrhagique se déclare, il importe avant tout de l'attaquer avec vigueur & sans perdre un instant ; point d'hésitation, de tâtonnements, de demi-mesures : quelques heures de retard, & l'œil peut être à jamais éteint !

51. L'essentiel, dans le traitement de l'ophthalmie blennorrhagique, est de gagner la maladie de vitesse : cautérisation immédiate avec l'azotate d'argent, plusieurs fois répétée, s'il en est besoin ; aussitôt après, injections, irrigations d'eau fraîche ou légèrement salée ; plus tard, collyres au sulfate de zinc & laudanum, cautérisations au sulfate de cuivre, etc.

52. Guérir la blennorrhée uréthrale (suintement muqueux ou goutte militaire) est une des grandes difficultés de la thérapeutique.

53. Le suintement muqueux n'étant que le résultat d'une hypersécrétion, d'une habitude vicieuse prise pour les glandes uréthrales de produire en excès le mucus qu'elles sont normalement chargées de sécréter, on s'explique la difficulté de tarir ce suintement, l'habitude devenant, comme on le dit avec raison, une seconde nature.

54. Ce qui fait de la goutte militaire une maladie si souvent rebelle, c'est bien moins (sauf le cas de rétrécissement) la nature des lésions, toujours très-limitées & relativement légères, dont elle procède, que la profondeur de leur siége &, par suite, la difficulté d'y porter les remèdes nécessaires.

55. Pour la blennorrhée, aussi bien que pour la blennorrhagie aiguë, c'est le traitement local, particulièrement les injections astringentes (sulfate de zinc, azotate d'argent, pierre divine, tannin, cachou, iode, perchlorure de fer, oxyde de zinc, sous-nitrate de bismuth, &c.), qui offrent le plus de chances de succès.

56. Le copahu & le cubèbe n'ont contre la blennorrhée uréthrale qu'une efficacité très-restreinte. Mieux vaut employer à l'intérieur la térébenthine, le goudron, les ferrugineux (perchlorure ou citrate de fer) dont l'innocuité permet d'en continuer plus longtemps l'usage. Les bains sulfureux, & surtout les bains de mer, sont souvent aussi de très-utiles adjuvants.

57. Une injection ne peut être efficace qu'à la condition de pénétrer jusqu'au siége du mal. Dans le cas d'uréthrite profonde, le malade devra donc pousser le liquide avec une certaine force, & le presser ensuite avec les doigts de manière

à le faire arriver jusqu'au col vésical, ce dont il sera averti par un subit & vif besoin d'uriner.

58. La dilatation graduelle de l'urèthre par les bougies doit être réservée pour les seuls cas où la blennorrhée se complique d'un rétrécissement ou d'une contracture du col vésical. Quant à la cautérisation des parties profondes du canal, dont on a tant abusé de nos jours, elle ne réussit qu'exceptionnellement.

59. Telle médication, qui a réussi dans le traitement d'une blennorrhée, échoue contre un cas entièrement semblable, sans qu'il soit possible au médecin ni d'expliquer ni de prévoir la réussite ou l'insuccès.

60. Aucune maladie n'est plus capricieuse, plus fertile en surprises que la blennorrhée uréthrale. Après une absence prolongée & que l'on pouvait croire définitive, la voici qui revient sans cause connue. Par contre, on l'a vue se tarir immédiatement & sans retour à la suite d'un violent accès de coït.

61. Un malade ayant une blennorrhée contracte une blennorrhagie aiguë. Il peut arriver que la guérison de celle-ci entraîne la guérison de l'autre ; mais il faut, en général, peu compter sur ce genre d'homœopathie.

62. Quel que soit le mode de traitement mis en usage pour combattre une blennorrhée, il faut toujours demander au malade du temps & de la patience. Que le médecin, sans promettre plus qu'il ne peut tenir, soutienne néanmoins l'espoir de son client; qu'il l'engage surtout à la persévérance, première condition du succès dans toute entreprise longue & difficile.

63. Deux ou trois injections astringentes, répétées chaque jour, ont souvent pour effet de tenir à sec un suintement uréthral. Le malade se croit guéri; mais dès qu'il abandonne ses injections, le suintement revient, pour disparaître de nouveau quand il les reprend. En pareil cas, la guérison est assurée pour qui sait l'attendre en continuant le traitement.

64. Le suintement uréthral, muqueux ou prostatique, n'étant pas contagieux, ne saurait être considéré comme un motif suffisant pour empêcher de se marier l'individu qui en est atteint. Souvent même la pratique du mariage, c'est-à-dire l'exercice régulier d'une fonction qui auparavant était livrée aux caprices du hasard, suffit pour amener une guérison vainement poursuivie jusque-là par les remèdes pharmaceutiques.

65. Dans le cas de goutte militaire, il est prudent d'attendre, avant de se marier, que la gué-

rison soit complète. Si des motifs pressants ne permettent aucun délai, le malade devra, tout en continuant son traitement *post nuptias*, se modérer le plus possible, & ne jamais sacrifier au devoir conjugal qu'après avoir purifié son urèthre par la miction.

66. La modération, dans les premiers temps du mariage, n'est pas seulement un devoir prescrit par l'hygiène à tout homme atteint de blennorrhée. C'est encore un acte de prudence & de bonne tactique conjugale, auquel il est toujours sage de se conformer, alors même qu'aucun motif de santé n'en imposerait l'obligation.

67. De toutes les maladies, la blennorrhagie, aiguë ou chronique, est peut-être celle qui a le plus de tendance à récidiver. Aussi est-il toujours prudent de continuer pendant quelque temps encore après la disparition de l'écoulement le régime & le traitement qui en ont amené la guérison.

68. Il est de mode, lorsqu'un rétrécissement de l'urèthre s'est produit à la suite d'une blennorrhagie, d'en accuser les injections, lesquelles n'ont le plus souvent d'autre tort que celui de n'avoir été ni assez actives, ni assez nombreuses pour triompher de la maladie, seule cause de l'accident qu'on leur reproche.

69. Une vie sobre, sagement réglée, est le complément obligé de tout traitement anti-blennorrhagique, sous peine de voir l'écoulement prendre la forme chronique & se perpétuer indéfiniment.

70. Si l'honnêteté la plus vulgaire fait une loi de s'abstenir de tout rapprochement sexuel pendant le cours d'une blennorrhagie aiguë, la prudence conseille de prolonger cette abstention plusieurs jours encore après la guérison. Que Vénus laisse à l'Amour blessé le temps de sécher ses larmes !

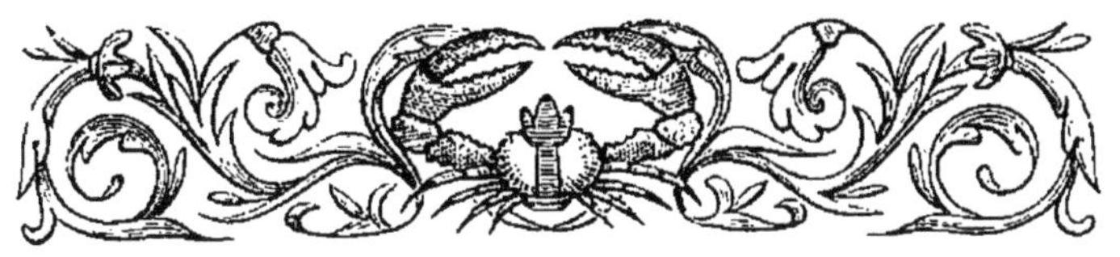

SEPTIÈME SECTION.

DU CHANCRE SIMPLE.

ÉTIOLOGIE, SYMPTOMES, PRONOSTIC.

On désigne sous le nom de *chancre* un ulcère virulent, dont la transmission s'opère habituellement dans l'acte sexuel, par inoculation de la matière qu'il sécrète.

2. L'observation clinique démontre l'existence de deux chancres : le *chancre simple*, lésion locale, dont la sphère d'activité ne dépasse jamais le système lymphatique environnant ; le *chancre infectant*, premier symptôme d'un empoisonnement général, d'une maladie constitutionnelle, nommée vérole ou syphilis.

3. On discutera longtemps encore pour savoir si le chancre simple & le chancre infectant sont d'essence différente ou identique, s'ils constituent deux espèces nosologiques indépendantes l'une de

l'autre, ou seulement deux variétés se rattachant à une même cause : *experimentum periculosum, judicium difficile.*

4. Que le chancre simple & le chancre infectant procèdent d'un seul virus ou de deux virus distincts, peu importe dans la pratique, le traitement restant le même pour chacun d'eux, quelle que soit l'opinion adoptée. Cette question, purement théorique, n'offre donc au praticien qu'un intérêt secondaire : *primo sanare, deindè philosophari.*

5. Ulcération généralement arrondie, entamant toute l'épaisseur ou seulement une partie du derme, offrant un fond jaune ou grisâtre, inégal & d'aspect chagriné, des bords à pic, nettement taillés & entourés d'une aréole d'un rouge vif, telle est la forme *classique* du chancre simple.

6. Le chancre simple fournit une abondante suppuration; sa base est ordinairement de la plus grande mollesse : de là le nom de *chancre mou,* sous lequel on le désigne encore, par opposition à celui de *chancre induré,* pris pour synonyme de chancre infectant.

7. Il peut arriver que la base d'un chancre simple devienne le siége d'un empâtement phlegmoneux plus ou moins résistant au toucher; mais

dans aucun cas, elle ne prend d'elle-même cette induration nettement limitée, élastique & indolente, qui caractérise le chancre induré proprement dit.

8. La désignation de chancre mou appliquée au chancre simple est mauvaise, en ce sens qu'elle tend à établir, entre ce chancre & le chancre infectant, une distinction que la clinique ne justifie pas, ce dernier pouvant être exceptionnellement privé d'induration.

9. Pour qu'un chancre simple conserve en se développant la forme ronde qui lui est propre, il est nécessaire qu'il ait pour siége une surface homogène & régulière. Autrement cette forme-type peut se modifier : devenir ovale dans le sillon qui sépare le gland du prépuce, simuler une fissure dans les interstices des plis de l'anus ou des caroncules myrtiformes.

10. Le chancre simple peut se produire partout, sur toute l'étendue des téguments. Cependant on ne l'observe que très-rarement à la face, aux lèvres & dans la cavité buccale, où le chancre infectant est, au contraire, assez commun. Cette particularité n'a reçu, jusqu'à présent, aucune explication satisfaisante.

11. Chez l'homme, le chancre simple a pour

siége habituel le gland, le feuillet muqueux du prépuce, & plus particulièrement le frein ou son voisinage; chez la femme, la face interne des grandes & des petites lèvres, & plus spécialement aussi le segment inférieur de l'orifice vulvo-vaginal.

12. Le pus que sécrète abondamment le chancre simple est virulent au plus haut degré, & il reste tel depuis le début de l'ulcère jusqu'au moment où s'achève le travail de cicatrisation.

13. Il n'existe pas d'immunité contre le chancre simple. Aucune condition d'âge, de sexe, de tempérament, aucune disposition de l'organisme, innée ou acquise, ne peut en empêcher la contagion : tous les hommes sont égaux devant lui.

14. Le pus du chancre simple peut être inoculé avec succès sur certains animaux, tels que le singe, le chien, le lapin, &c.; mais, en général, le chancre qui en résulte prend peu de développement & dure moins longtemps que chez l'homme.

15. Comme pour le muco-pus de la blennorrhagie, c'est dans le globule purulent que réside exclusivement le principe contagieux du chancre simple : ce qui explique la localisation de ce

chancre, le globule purulent ne pouvant être intégralement absorbé par les capillaires veineux ou lymphatiques.

16. Le chancre simple ne s'engendre pas spontanément. Il est constamment le produit d'une contagion, soit qu'il se transmette d'un individu à un autre, soit qu'il se multiplie sur le malade même, par inoculations successives de son propre pus.

17. Il résulte d'expériences nombreuses & d'observations cliniques non moins concluantes, que le pus d'un chancre infectant vivement enflammé & suppurant beaucoup, inoculé sur le malade même ou sur un sujet sain, peut donner naissance à un chancre local, entièrement semblable, par ses caractères extérieurs, au chancre simple proprement dit.

18. Le chancre simple se développe aussitôt après la contagion. Si le pus virulent est inséré sous l'épiderme, le mal débute par une pustule qui, en se rompant, découvre l'ulcère chancreux; si le pus est déposé à la surface d'une écorchure, celle-ci s'étend, se creuse immédiatement, & le chancre se forme d'emblée.

19. Il peut se faire que du pus chancreux s'introduise, pendant l'acte sexuel, dans un ou

plusieurs follicules muqueux. Son effet, dans ce cas, est ordinairement moins prompt, la paroi du follicule & l'enduit muqueux qui la recouvre pouvant faire momentanément obstacle à sa pénétration.

20. Le chancre simple est parfois solitaire; mais le plus souvent il est multiple. Cette multiplicité peut être immédiate ou consécutive : immédiate, quand elle résulte de plusieurs inoculations contemporaines ; consécutive, quand elle provient d'inoculations du pus d'un premier chancre, sur divers points de la région environnante.

21. Règle générale, les chancres successifs résultant d'inoculations accidentelles dans le voisinage d'un premier chancre sont peu vivaces, & prennent rarement une grande extension. Le plus souvent ils se cicatrisent avant le chancre qui les a engendrés.

22. Lorsqu'on multiplie par inoculations successives le chancre simple sur un même sujet, en ayant le soin d'emprunter au dernier chancre ainsi produit la matière à inoculer, il arrive un moment où les inoculations restent sans effet (*syphilisation*). Mais cette immunité n'est que temporaire ; dans aucun cas, elle ne met l'individu qui l'a acquise, & si chèrement payée, à l'abri de l'infection syphilitique.

23. Une fois cicatrisé, le chancre simple ne se reproduit jamais spontanément. Avec lui finit le mal, & l'individu qui le portait reste dans les conditions de santé où il se trouvait avant de le contracter.

24. Suivant l'étendue & la profondeur de l'ulcération, la durée du chancre simple peut varier de quelques semaines à plusieurs mois.

25. Par sa disposition à s'étendre, à se multiplier & à produire des bubons aigus, le chancre simple ne laisse pas que de présenter, comme lésion locale, une certaine gravité.

26. Le chancre simple se cicatrise d'autant plus difficilement que la région qu'il occupe l'expose à être plus souvent irrité : tels sont les chancres du frein, ceux du limbe du prépuce, de l'anus & des petites lèvres.

27. Sous l'influence de diverses causes, locales ou constitutionnelles, le chancre simple peut se compliquer de *phagédénisme*. Il se transforme alors en un large & profond ulcère, dont la durée & l'extension possibles échappent à toute prévision.

28. La production du phagédénisme est indépendante de la qualité du virus inoculé. Un

chancre très-petit peut transmettre un chancre phagédénique & réciproquement.

29. Parmi les causes du phagédénisme, se placent toutes les conditions propres à augmenter la disposition naturelle du chancre simple à s'étendre & à se perpétuer : alcoolisme, scrofule, herpétisme, topiques irritants, malpropreté, &c. Toutefois il n'est pas rare de voir le phagédénisme se produire chez des individus dont la santé générale & la manière de vivre ne laissent rien à désirer.

30. Pour le phagédénisme, comme pour tant d'autres faits pathologiques dont le sens & la prévision nous échappent, il faut admettre une prédisposition individuelle, une dyscrasie spéciale qui, même en l'absence de toute cause adjuvante, rend son développement fatal, inévitable.

31. Le chancre simple peut s'enflammer violemment & déterminer tout à coup la mortification des tissus qui l'environnent (*chancre gangréneux*). Quand les eschares se détachent, le chancre a disparu; il ne reste alors qu'une plaie non virulente, qui bientôt se cicatrise, mais qui trop souvent laisse après elle d'irréparables mutilations. L'alcoolisme est la cause la plus ordinaire de cet accident.

32. Le diagnostic du chancre simple, en tant

que chancre, est généralement facile. Mais là n'est pas le point important : l'essentiel est de le distinguer du chancre infectant, question capitale & toujours actuelle dans la pratique des maladies vénériennes. (Voyez sect. XI, aphor. 12 & suiv.)

33. Hormis certains chancres infectants privés d'induration, la seule lésion que le médecin puisse confondre avec le chancre simple *à son début* est l'érosion herpétique dite *chancriforme*, qui parfois succède à l'herpès confluent.

34. Un praticien expérimenté distinguera l'érosion chancriforme du chancre simple confirmé, à ses bords plus minces & *festonnés*, à sa surface moins excavée, rouge ou grisâtre, mais dépourvue de cet aspect grenu, purulent, qui caractérise l'ulcère chancreux.

35. En cas d'obstacles s'opposant au diagnostic *de visu* entre chancre simple, l'herpès ou toute autre lésion non virulente, reste un dernier moyen : l'inoculation sur le malade même de la matière suspecte. Mais un motif grave peut seul commander l'emploi de ce procédé, au moins inutile dans l'espèce, le traitement demeurant le même, quelle que soit la nature de la lésion.

36. Si favorables que puissent paraître, relativement au pronostic, la forme & l'aspect d'un

chancre, la mollesse de sa base, l'état des ganglions, &c., il ne faut jamais donner au malade l'assurance formelle que ce chancre ne sera pas suivi de vérole.

37. Que de fois, à la suite d'un chancre considéré comme simple, l'apparition soudaine d'une roséole, de plaques muqueuses ou de tout autre symptôme constitutionnel, n'a-t-elle pas fait regretter, même à des médecins habiles, un diagnostic trop hâtivement porté!

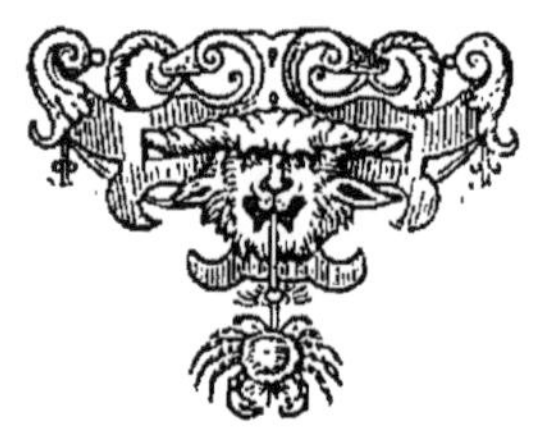

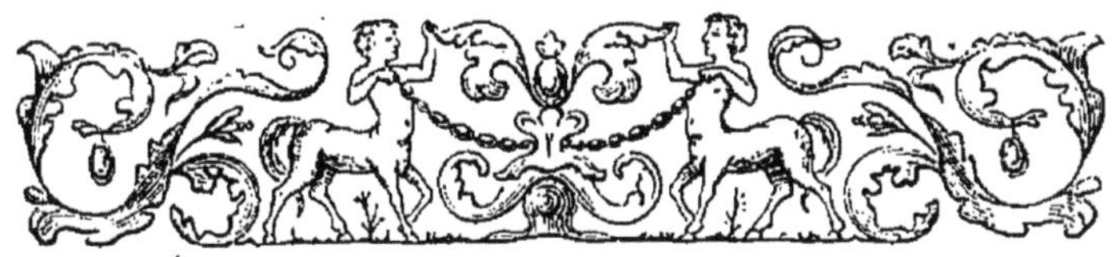

HUITIÈME SECTION.

DU BUBON VÉNÉRIEN.

BUBON SIMPLE, BUBON VIRULENT.

Dans le chancre simple coexistent deux éléments morbides, pouvant agir isolément sur le système lymphatique : l'élément inflammatoire, qui lui est commun avec toute plaie enflammée, & l'élément virulent ou spécifique, qui lui est propre. De là deux espèces d'adénites ou bubons vénériens : le *bubon simple* & le *bubon virulent*.

2. L'action du chancre simple sur le système lymphatique est loin de s'exercer d'une manière constante. On ne l'observe environ qu'une fois sur trois chez l'homme, & plus rarement encore chez la femme.

3. Quand le chancre simple n'agit sur les ganglions lymphatiques qu'en vertu de son élément inflammatoire, il produit le bubon simple ou d'*irri-*

tation. Cette adénite ne diffère en rien de celle que pourrait engendrer toute autre cause irritante, directe ou sympathique.

4. Quand le chancre simple agit sur les ganglions par son élément virulent ou spécifique, le pus chancreux, pénétrant en substance dans les lymphatiques ulcérés, est conduit par ces vaisseaux jusqu'au premier ganglion correspondant, dans lequel il s'*inocule*, & se multiplie : d'où résulte la formation du bubon virulent ou d'*absorption.*

5. Le bubon simple ou d'irritation, que l'on nomme encore bubon sympathique, se termine le plus souvent par résolution. Quand il suppure, il ne donne qu'un pus phlegmoneux, dépourvu de toute virulence.

6. Le bubon virulent ou d'absorption *suppure fatalement;* rien ne peut en arrêter la marche, en conjurer les effets. Il fournit un pus virulent, dont l'inoculation spontanée sur les bords de la plaie qui lui a livré passage transforme celle-ci en un véritable chancre ganglionnaire.

7. Quel que soit le mode d'action du chancre simple sur les ganglions, jamais son rayonnement morbide ne dépasse le premier groupe ganglionnaire auquel aboutissent les lymphatiques de la

surface ulcérée. De là la possibilité de déterminer la position d'un chancre d'après celle du bubon qui en dérive, & réciproquement.

8. Un bubon occupant le tiers moyen de la ligne inguinale indique, dans les deux sexes, un chancre des organes externes de la génération. Si le bubon est placé plus haut, vers l'épine iliaque, il faut en chercher la cause dans la région coccygienne ou fessière. Enfin si le bubon est au bas de l'aine, près du pubis, on trouvera le chancre au segment antérieur de l'anus ou au périnée.

9. Il peut arriver qu'un chancre du côté droit de la verge produise un bubon dans l'aine gauche, & *vice versa*. L'entre-croisement de quelques vaisseaux lymphatiques sur la ligne médiane est la seule cause de ce fait, qui rentre ainsi dans la règle générale : nécessité d'un rapport direct, d'un lien anatomique continu entre le chancre simple & le bubon qui en dépend.

10. Chez l'homme, c'est le chancre du frein qui le plus souvent donne lieu au bubon simple ou virulent; chez la femme, c'est le chancre du clitoris qui jouit de ce fâcheux privilége. La rareté relative de ce dernier chancre est la principale cause pour laquelle le bubon vénérien est moins commun chez la femme.

11. Le chancre ganglionnaire, résultat fatal du bubon virulent, a beaucoup de tendance à prendre la forme phagédénique.

12. Il n'est pas rare de voir des chancres très-petits & de courte durée produire des bubons virulents, auxquels succèdent de larges & profonds ulcères, dont la guérison est toujours très-longue & difficile à obtenir.

13. Au moment où un bubon vénérien commence à se développer, il est impossible de savoir au juste s'il sera simple ou virulent.

14. La qualité du pus que sécrète un bubon vénérien peut seule en révéler la nature ; d'où il suit que le diagnostic différentiel entre le bubon simple & le bubon virulent n'est rigoureusement possible qu'après l'ouverture de la tumeur. Jusque-là, on ne peut avoir à cet égard que des probabilités.

15. Les probabilités en faveur d'un bubon simple sont d'autant plus grandes, que le chancre dont procède la tumeur ganglionnaire est plus récent & plus vivement enflammé.

16. Aucun traitement ne pouvant empêcher le bubon virulent de se terminer par suppuration, tout bubon, suite de chancre simple, qui tend à

se résoudre, est nécessairement dépourvu de virulence.

17. Le bubon virulent est, en général, plus aigu, plus douloureux, plus prompt dans sa marche que le bubon simple. Mais ce caractère n'est ni assez tranché ni assez constant pour permettre de porter un jugement certain sur la nature d'une adénite vénérienne en voie de développement.

18. Tant qu'un chancre simple n'est pas complétement cicatrisé, le malade reste sous la menace d'un bubon. Ce danger diminue néanmoins à mesure que le chancre vieillit.

19. Le chancre phagédénique donne plus rarement lieu que le chancre simple ordinaire à la production du bubon. Quand il se complique de cet accident, c'est presque toujours un bubon virulent qui prend naissance.

20. Dans la plupart des cas, l'action du chancre simple sur le système lymphatique se porte directement sur les ganglions, sans affecter, au moins d'une manière sensible, les vaisseaux intermédiaires. Il peut arriver cependant que le processus inflammatoire s'étende & se limite à ces vaisseaux : il en résulte alors des *lymphites* qui, comme le bubon, peuvent être simples ou virulentes.

21. Un cordon lisse ou noueux, douloureux au toucher, dessinant sur le dos de la verge une traînée rougeâtre depuis le chancre jusqu'au pubis, un gonflement œdémateux du prépuce, surtout vers son bord libre, au-dessous du frein, tels sont les premiers signes de la lymphite vénérienne.

22. Entre la lymphite & le bubon vénériens, similitude parfaite : pour la lymphite simple, tendance à la guérison spontanée, par résolution; pour la lymphite virulente, suppuration fatale.

23. Dans la lymphite virulente, plus commune que la lymphite simple, l'inflammation prend, dès son début, le type phlegmoneux. Sur le trajet du cordon lymphatique se forment, en très-peu de temps, un ou plusieurs petits abcès qui, une fois ouverts, se convertissent en autant de chancres pareils au chancre préexistant.

24. La marche, l'équitation ou tout autre exercice musculaire, l'abus des alcooliques, l'application sur le chancre de topiques irritants, favorisent le développement du bubon, particulièrement du bubon simple. Le lymphatisme & l'anémie agissent dans le même sens.

25. Le bubon simple ou d'irritation n'appartient pas exclusivement au chancre; il peut naître

& se développer sous l'influence de causes étrangères à la contagion vénérienne. Il n'en est pas de même du bubon virulent : seul le chancre simple à la faculté de le produire.

26. Il faut éviter de confondre avec le bubon vénérien proprement dit l'adénite ou *bubon spécifique*, symptomatique du chancre infectant (section XI, aphor. 44 & suiv.), ainsi que l'adénite scrofuleuse ou lymphatique qui, dans l'aine, prend le nom de *bubon strumeux*.

27. Le bubon strumeux peut, comme le bubon vénérien, avoir pour point de départ accidentel un chancre, une écorchure, un herpès, un excès de coït; mais il peut aussi se développer spontanément, sa cause véritable, nécessaire, étant la diathèse scrofuleuse, dont lui-même représente un des symptômes les plus caractéristiques.

28. Dans le bubon vénérien, simple ou virulent, la tumeur est généralement monoganglionnaire; elle est toujours polyganglionnaire dans le bubon strumeux. Les ganglions & le tissu ambiant se soudent entre eux & avec la peau en une masse confuse, volumineuse, profondément enracinée, bien différente de la tumeur superficielle, *chaude*, inflammatoire, qui constitue le bubon vénérien.

29. La forme & l'aspect de la tumeur ingui-

nale, diffuse & comme empâtée, son allure *froide*, chronique, sa tendance à se partager en plusieurs foyers de suppuration, reliés entre eux & s'ouvrant au dehors par des conduits fistuleux, donnant issue à un liquide séro-purulent, tels sont les signes auxquels on reconnaît aisément le bubon strumeux, toujours long & difficile à guérir.

30. En présence d'un chancre mou, quels que soient sa forme & son aspect, il n'est que trop souvent permis d'hésiter, & de se demander s'il sera ou non suivi d'accidents syphilitiques. Mais si le chancre en question se complique d'un bubon virulent, il devient infiniment probable qu'il s'agit d'un chancre simple non infectant... « *Et sera le patient exempt de la vérole.* »

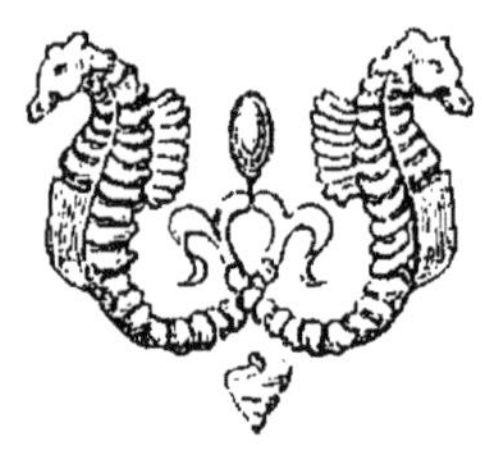

NEUVIÈME SECTION.

SUITE DU CHANCRE SIMPLE ET DU BUBON VÉNÉRIEN.

TRAITEMENT.

Détruire le plus vite possible l'ulcère virulent, le tuer sur place, comme disait Jean de Vigo, « *medicamine acuto malignitatem ejus interficiente,* » telle est, quand rien ne s'y oppose, la première indication à remplir dans le traitement du chancre simple.

2. La virulence du chancre simple ne réside pas seulement à la surface de l'ulcération, elle s'étend toujours un peu au delà, dans l'épaisseur du tissu ambiant. Pour la détruire, il est donc nécessaire d'avoir recours à un caustique puissant, capable de désorganiser immédiatement la zone périphérique où s'élabore le pus chancreux.

3. Parmi les divers caustiques proposés pour

détruire le chancre simple, l'acide azotique monohydraté, la pâte carbo-sulfurique & celle de Canquoin sont les plus usités. Le crayon d'azotate d'argent, employé dans ce but, serait le plus souvent inefficace.

4. Dans le traitement du chancre simple par la cautérisation destructive, l'essentiel est de réussir du premier coup; *non bis repetita placet*. Il faut qu'à la chute de l'eschare, le chancre soit totalement converti en une plaie ordinaire qui, désormais privée de toute virulence, ne tarde pas à se cicatriser.

5. Quel que soit le temps écoulé depuis le début d'un chancre simple, la cautérisation destructive lui est toujours applicable. Que le chancre soit jeune ou vieux, à l'état de progrès ou de *statu quo*, l'opération réussit également, pourvu qu'elle soit pratiquée de manière à ne laisser vivant aucun point de la surface ulcérée.

6. En transformant le chancre en une plaie simple, la cautérisation destructive a pour effet immédiat de mettre fin à une sécrétion virulente qui, en se prolongeant, pourrait devenir, pour le malade ou pour d'autres personnes, un foyer permanent de contagion. A ce double point de vue, individuel & social, la cautérisation des-

tructive peut donc être considérée comme un excellent moyen prophylactique.

7. Avant d'appliquer la cautérisation destructive dans toute sa rigueur, telle que l'exige le chancre simple, il importe d'être convenablement fixé sur le diagnostic. Cette opération dirigée, par exemple, contre une érosion herpétique, serait préjudiciable au patient, puisqu'elle n'aurait d'autre effet, tout en lui imposant une souffrance inutile, que d'accroître l'étendue & la durée de son mal.

8. Plusieurs circonstances peuvent s'opposer au traitement du chancre simple par la cautérisation destructive : telles sont la trop grande étendue de l'ulcère en surface ou en profondeur, la multiplicité des chancres, leur position dans certaines régions d'un accès difficile ou qu'il importe de ménager.

9. La multiplicité des chancres, sans rendre absolument impossible leur destruction par le caustique, peut faire obstacle au succès de l'opération. Un seul chancre ayant échappé à la cautérisation suffit, en effet, pour en compromettre la réussite, ce chancre pouvant après coup réinoculer tous les autres.

10. Un des inconvénients de la cautérisation

destructive est de donner souvent lieu à la formation de cicatrices plus ou moins apparentes. C'est là une éventualité dont il faut toujours tenir compte, avant de se décider à porter le caustique dans certaines régions.

11. Beaucoup de chancres simples, traités par les moyens vulgaires, peuvent se guérir sans former de cicatrice visible. Appliquer à de tels chancres la cautérisation destructive serait donc une faute si, en raison de la largeur de l'ulcère & du lieu qu'il occupe, on pouvait craindre qu'elle ne laissât après elle le stigmate indélébile d'une lésion qu'on a toujours intérêt à cacher.

12. Dans tous les cas où, pour un motif quelconque, la cautérisation destructive du chancre simple n'est pas possible, il faut, par un traitement *méthodique,* chercher à en limiter les progrès & à en abréger la durée. En commençant ce traitement, il est bon d'avertir le malade qu'un temps assez long sera nécessaire pour obtenir sa guérison.

13. Le traitement méthodique du chancre simple doit avoir pour but : 1° de modérer la sécrétion virulente ; 2° de neutraliser le virus à mesure qu'il se produit ; 3° de protéger les tissus ambiants contre de nouvelles inoculations. Les topiques astringents ou légèrement caustiques sont ceux

qui répondent le mieux à cette triple indication.

14. Toutes les substances astringentes ou légèrement cathérétiques peuvent être utilement employées contre le chancre simple : vin aromatique, solutions d'alun, de tannin, d'azotate d'argent, de teinture d'iode, de tartrate de fer & de potasse, camphre en poudre, iodoforme, &c. Ces diverses substances peuvent être, suivant les indications, substituées l'une à l'autre dans le cours du traitement.

15. Dans tout traitement de longue durée, il est bon, tout en restant dans l'esprit de la médication, de changer de temps à autre les remèdes indiqués. C'est le plus sûr moyen de faire prendre patience au malade, de soutenir son moral en renouvelant ses espérances.

16. Les pommades ou onguents mercuriels, &, en général, tous les corps gras doivent être sévèrement exclus du traitement local du chancre simple. Ces substances sont ici plus nuisibles qu'utiles, en ce sens qu'elles favorisent la suppuration & l'extension de l'ulcère, sans en abréger la durée.

17. Tant qu'un chancre conserve sa mollesse, & que les ganglions qui lui correspondent ne pré-

sentent aucun symptôme de nature à faire craindre l'infection constitutionnelle, le traitement local est suffisant. Le malade peut même continuer son régime ordinaire, sauf à restreindre, s'il y a lieu, l'usage des alcooliques.

18. Chez les sujets affectés d'anémie ou de lymphatisme, les amers & les ferrugineux devront être prescrits à l'intérieur, comme adjuvants des moyens locaux mis en usage pour hâter la guérison du chancre simple.

19. Certains malades, sans cesse tourmentés par le spectre de la vérole, ne peuvent se faire à l'idée qu'un chancre, quel qu'il soit, puisse se guérir sur place, sans être jamais suivi des symptômes généraux de la syphilis. L'intérêt moral de ces malades fait un devoir au médecin de leur prescrire un traitement interne, qui, sans nuire à leur santé, ramène le calme dans leur esprit.

20. Le fer rougi à blanc, la pâte de Vienne, les acides concentrés ou autres caustiques du même ordre, sont les seuls agents sur lesquels on puisse compter pour détruire le phagédénisme.

21. En dehors de la cautérisation destructive, l'art ne possède contre le phagédénisme que des remèdes empiriques, trop souvent inefficaces & toujours incertains.

22. Tel médicament, qui a réussi à guérir un chancre phagédénique, reste impuissant dans un cas entièrement semblable. Pour le phagédénisme, comme pour tant d'autres maladies rebelles, le succès de la veille ne garantit pas celui du lendemain.

23. Aucun des nombreux topiques vantés contre le phagédénisme (tannin, camphre, iodoforme, tartrate de fer & de potasse, &c., &c.) ne se recommande spécialement au choix du praticien. Le mieux est de les *essayer* successivement, jusqu'à ce qu'on rencontre celui qui, plus actif que les autres, ou parce qu'il vient après (ce qui est le secret de bien des réussites en médecine), ait enfin raison de l'ulcère rebelle.

24. Aux remèdes locaux employés contre le phagédénisme, il convient de joindre un traitement interne & une hygiène appropriée au tempérament & aux habitudes du malade. Les toniques & les ferrugineux sont le plus souvent indiqués, dans le double but de fortifier l'organisme & de donner au sang la plasticité nécessaire au bourgeonnement cicatriciel.

25. Les bains de mer, les eaux minérales sulfureuses, arsenicales, bromo-iodurées, & sans doute aussi le déplacement, le changement d'habitudes & de climat imposés par ce genre de

médication, guérissent parfois des chancres phagédéniques qui, jusque-là, avaient résisté à tous les autres traitements. Certaines maladies intercurrentes, particulièrement l'érysipèle, peuvent avoir le même résultat.

26. Le seul moyen de prévenir avec certitude la formation du bubon vénérien est la destruction hâtive du chancre simple par les caustiques : *sublata causa, tollitur effectus.* Si l'emploi de ce moyen n'est pas possible, il faut alors recommander au malade d'éviter toute fatigue corporelle, & de s'abstenir de toute pression volontaire sur les ganglions menacés, dans le but de s'assurer par lui-même de leur état.

27. Toutes les fois qu'un chancre simple donne lieu à un engorgement douloureux des ganglions voisins, il faut, dans l'impossibilité où l'on est alors de savoir d'avance si le bubon qui se forme sera simple ou virulent, chercher à en obtenir la résolution : repos, diète modérée, purgatifs salins, onguent napolitain belladoné, cataplasmes, teinture d'iode, &c.

28. L'application de sangsues sur un bubon en voie de développement est un moyen rarement efficace & souvent dangereux. Si le bubon est virulent, la suppuration, étant inévitable, peut alors avoir pour effet de doter le malade d'autant

de chancres nouveaux qu'il resterait de piqûres non cicatrisées au moment de l'ouverture de l'abcès.

29. Si, malgré les moyens résolutifs employés pour combattre un bubon simple en voie de développement, la suppuration se produit, il est bon d'attendre, avant de pratiquer l'ouverture de l'abcès, que celui-ci soit mûr & sur le point de s'ouvrir de lui-même.

30. Il n'est pas rare de voir le pus d'un bubon simple disparaître spontanément; la tumeur, déjà fluctuante, s'affaisse & s'en va comme elle était venue, sans laisser aucune trace, & sans que cette résorption expose le malade à aucun danger.

31. Obtenir, après la guérison, une cicatrice aussi petite & aussi peu apparente que possible, doit être le but constant du médecin chargé de traiter un bubon suppuré. L'ouverture de l'abcès, pratiquée au dernier moment & avec la pointe d'une lancette, est donc préférable au débridement prématuré, lequel exige nécessairement une incision plus large & plus profonde.

32. Lorsque, un bubon étant ouvert, on voit les bords & le fond de la plaie prendre l'aspect chancreux, il faut se hâter d'intervenir par une médication locale énergique. Il y a péril en la demeure,

car ce nouveau chancre ganglionnaire a beaucoup de tendance à se compliquer de phagédénisme.

33. Tous les remèdes locaux employés contre le chancre simple ordinaire conviennent au traitement du chancre ganglionnaire, suite du bubon virulent : cautérisation destructive, pansements avec le vin aromatique, le tartrate de fer & de potasse, le sulfate d'alumine, la teinture d'iode, &c.

34. Un traitement purement médical suffit généralement à la guérison du bubon strumeux : iodures de fer & de potassium, huile de foie de morue, arséniate de soude, bains sulfureux, régime tonique. Point n'est besoin du bistouri ni des caustiques, si le malade & le médecin ont la patience d'attendre l'effet salutaire de ces remèdes.

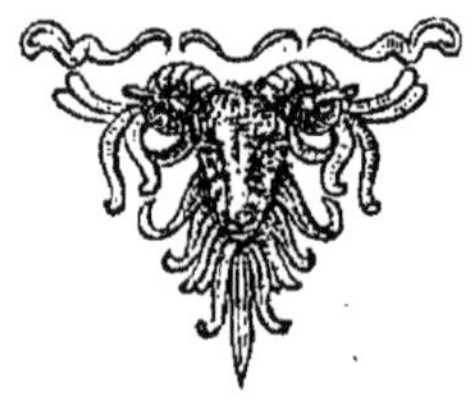

DIXIÈME SECTION.

DU VIRUS SYPHILITIQUE.

CARACTÈRES GÉNÉRAUX.

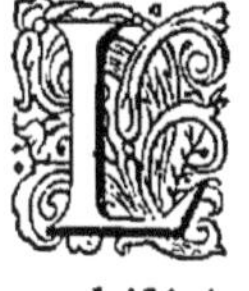

LA *syphilis* ou *vérole* a pour cause unique un principe ou agent morbifique spécial, *sui generis*, nommé *virus syphilitique*.

2. Aucun fait ne prouve que le virus syphilitique s'engendre spontanément. Ce virus est constamment le produit de la maladie elle-même dont il est la cause.

3. Jamais la syphilis ne se manifeste sous la forme épidémique. Ce n'est qu'en se transmettant par contagion d'un individu à un autre qu'elle se régénère & se multiplie.

4. Le virus syphilitique n'est pas volatil. Il ne peut, par conséquent, se répandre dans l'air ni se propager à distance, à la manière des miasmes

ou autres agents producteurs des maladies épidémiques.

5. C'est toujours sous une forme palpable & par *contact immédiat* que la syphilis se communique : « *contagiosus morbus, non sponte, intimoque corporis vitio, sed attactu solo contrahendus.* »

6. Le virus syphilitique n'a pu, jusqu'à présent, être matériellement isolé des produits organiques qui le renferment. En réalité, il n'est autre que ces produits eux-mêmes, doués du fatal pouvoir de développer, en se multipliant, la maladie dont ils procèdent.

7. Toutes les humeurs séreuses ou séro-purulentes élaborées par les lésions syphilitiques, primitives ou secondaires, sont contagieuses. C'est par elles que se transmet habituellement la maladie.

8. Chez tout individu affecté de syphilis constitutionnelle d'origine récente, le sang lui-même est virulent, mais à un degré moindre que les produits morbides engendrés par la maladie.

9. La virulence du sang, chez les sujets syphilitiques, s'affaiblit progressivement & tend à disparaître à mesure que la maladie s'éloigne de son début.

10. Bien qu'en théorie il semble rationnel d'admettre la transmission possible de la syphilis par les sécrétions normales (salive, sueur, lait, urine, &c.) d'un sujet syphilitique, aucun fait clinique ou expérimental n'en a jusqu'à présent établi la réalité.

11. La salive, la sueur, l'urine, &c., peuvent accidentellement servir de véhicules au virus syphilitique; mais ces liquides ne sont alors que des agents passifs de transmission ; leur virulence est simplement acquise & non essentielle.

12. On a cru pendant longtemps que le sperme d'un individu syphilitique était contagieux & pouvait, comme le produit de sécrétion d'un chancre ou de toute autre lésion secondaire, communiquer directement la syphilis. L'observation clinique ne confirme pas cette opinion. La transmission de la maladie du père à la mère par l'intermédiaire du fœtus, n'est elle-même qu'une hypothèse.

13. De nombreuses expériences ont établi que les produits de sécrétion pathologique, autres que ceux provenant d'une lésion syphilitique, sont, comme les produits de sécrétion normale, dépourvus de toute virulence.

14. Aucun signe ou caractère sensible ne décèle

dans les produits virulents l'activité qui leur est propre.

15. Les produits séreux ou séro-purulents d'origine syphilitique, comme ceux de la variole, du vaccin, de la morve, &c., ne peuvent être distingués, ni par le microscope, ni par l'analyse chimique, des produits analogues provenant d'une plaie simple ou de toute autre lésion non spécifique.

16. Ce n'est que par leurs effets sur l'organisme que les produits virulents révèlent à nos sens leurs propriétés morbifiques. A l'œuvre seule on reconnaît l'artisan.

17. Se reproduire & se multiplier à l'infini dans leurs transmissions successives d'un individu à un autre, tel est le caractère essentiel de tous les virus. Ce caractère les sépare nettement des poisons & des venins, qui jamais ne subissent dans l'économie ce mystérieux travail de reproduction & de multiplication.

18. L'action spécifique d'un poison est toujours en raison de la dose ingérée; celle d'un virus en est, au contraire, indépendante. La plus petite parcelle de matière virulente suffit pour transmettre la maladie dont elle contient le germe.

19. En considérant que le virus syphilitique possède au plus haut degré l'attribut fondamental des êtres vivants, c'est-à-dire la faculté de se reproduire & de se multiplier, il est permis de croire, bien que le microscope ne l'ait point encore démontré, que la syphilis est de nature parasitaire.

20. On peut, sans lui enlever sa virulence, étendre ou dissoudre la matière syphilitique dans une certaine quantité d'eau, de salive ou de tout autre liquide, pourvu que celui-ci n'exerce sur elle aucune action chimique.

21. Toutes les substances capables d'altérer chimiquement le virus syphilitique neutralisent immédiatement son pouvoir contagieux : tels sont les acides, les alcalis concentrés, le chlore, l'alcool, les éthers, les essences, &c.

22. Un excès de purulence dans la matière sécrétée par une lésion syphilitique a pour effet d'en affaiblir le pouvoir infectant, cet excès de purulence excitant au point inoculé une réaction inflammatoire qui fait obstacle à l'absorption du virus.

23. La syphilis, comme la blennorrhagie, est une maladie dite vénérienne, en ce sens que c'est par l'acte sexuel qu'elle se communique habituel-

lement. Mais cet acte n'est nullement indispensable à sa transmission.

24. Une foule d'objets, tels qu'un verre, une pipe, une cuiller, une éponge, des draps de lit, des vêtements communs, certains instruments professionnels, &c., sur lesquels du virus aurait été accidentellement déposé, peuvent servir d'intermédiaires à la contagion syphilitique.

25. C'est toujours par *effraction* que la syphilis pénètre dans l'organisme, ce qui veut dire que la contagion syphilitique ne s'opère jamais qu'à la condition que la partie, peau ou muqueuse, qui subit le contact de la matière virulente, soit dépouillée de son épiderme ou de son épithélium.

26. Aucun point accessible de l'enveloppe cutanée ou muqueuse n'est réfractaire, chez un sujet sain, à l'action primitive du virus syphilitique.

27. Sauf le cas de transmission héréditaire, jamais la syphilis n'infecte l'économie sans donner lieu à une lésion primordiale, à l'endroit même où le virus a été déposé.

28. Dans presque tous les cas, l'inoculation du virus syphilitique sur un individu sain, c'est-à-

dire, n'ayant jamais eu la syphilis, a pour premier effet la production d'un *chancre infectant*, ainsi nommé parce qu'il est le point de départ d'une infection générale de l'économie.

29. Il peut arriver que l'action du virus syphilitique se limite & s'épuise *in situ*, au lieu même où le virus a été inoculé : le seul effet produit est alors une ulcération locale, un chancre non suivi des symptômes généraux de la syphilis. Ce fait, assez rare d'ailleurs, paraît dépendre soit de conditions individuelles, soit d'un excès de purulence dans la matière inoculée.

30. La syphilis est une maladie exclusivement propre à l'espèce humaine. L'inoculation de son virus aux animaux reste généralement sans effet ou ne produit, en cas de réussite, que des ulcères locaux, analogues au chancre simple.

31. Comme le vaccin, le virus syphilitique, en se transmettant de génération en génération, a, depuis son origine, graduellement diminué d'intensité. Il est certain que la vérole est aujourd'hui moins grave qu'au XVIe siècle, par la raison sans doute qu'elle est plus répandue.

32. La syphilis présente dans son évolution trois phases ou périodes successives, correspondant à autant de formes nosologiques distinctes,

savoir : la syphilis *primitive*, la syphilis *secondaire*, & la syphilis *tertiaire*.

33. A la syphilis primitive appartiennent le chancre & le bubon spécifique ; à la syphilis secondaire, diverses lésions éruptives, superficielles & relativement bénignes de la peau & des muqueuses ; à la syphilis tertiaire, certains accidents profonds & beaucoup plus graves, pouvant envahir tous les tissus de l'organisme.

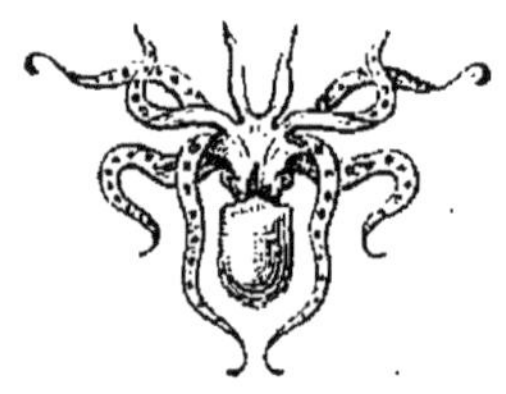

ONZIÈME SECTION.

SYPHILIS PRIMITIVE.

CHANCRE INFECTANT ET BUBON SPÉCIFIQUE.

C'EST toujours au lieu même où le virus a pénétré, & *jamais ailleurs*, que se produit le *chancre infectant*, c'est-à-dire l'accident primitif résultant de la contagion syphilitique.

2. Un certain laps de temps, dit période d'*incubation*, sépare généralement l'apparition du chancre infectant du moment où le virus a été inoculé. La durée de cette incubation varie, en moyenne, de quinze à trente jours. Rarement elle dépasse ce dernier terme.

3. Deux individus contagionnés par le virus syphilitique, le même jour & à la même source, peuvent présenter des durées d'incubation très-différentes : preuve certaine de l'influence exercée, sous ce rapport, par les conditions idiosyncra-

siques. Mais il faut tenir compte également de l'activité plus ou moins grande du virus inoculé.

4. La durée de l'incubation du chancre infectant est d'autant plus courte que le virus inoculé est plus actif, plus chaud, plus vivant. Il peut même arriver, dans quelques cas exceptionnels, que l'incubation fasse complétement défaut, du moins en apparence, le chancre infectant se développant alors, comme le chancre simple, immédiatement après la contagion.

5. C'est dans la période d'incubation que le virus syphilitique envahit l'organisme.

6. Hormis les cas exceptionnels où l'incubation manque totalement, quand le chancre paraît, la *syphilis est faite.* Le chancre n'est alors que le signe extérieur, le témoin irrécusable d'une disposition morbide imprimée à l'économie tout entière par l'absorption virulente.

7. Diverses expériences & observations cliniques ont démontré que l'absorption du virus syphilitique n'est pas instantanée. L'infection générale, quel que soit son mécanisme, est toujours précédée d'un travail local, d'une germination sur place du virus inoculé, qui de là se répand, par les voies circulatoires, dans toutes les parties de l'organisme.

8. L'apparition constante de l'accident primitif au lieu même où le virus a été inoculé est la preuve certaine, évidente, du travail local accompli d'abord par ce virus. Autrement, il n'y aurait aucun motif pour que le chancre se produisît en ce lieu plutôt que partout ailleurs.

9. Imprégnation virulente du tissu inoculé, germination & multiplication sur place du virus, infection générale & finalement éclosion du chancre, telles sont, dans le plus grand nombre des cas, les phases successives de l'incubation syphilitique.

10. Le chancre infectant peut débuter, comme le chancre simple, par une vésico-pustule à marche rapide; mais telle n'est pas habituellement sa forme initiale.

11. Presque toujours le chancre infectant commence d'une manière lente & insidieuse : au point inoculé apparaît une légère saillie ou papule rougeâtre, dont la base durcit peu à peu, tandis que sa surface se transforme en un ulcère arrondi, qui tantôt reste plat & superficiel (*érosion chancreuse*), tantôt se creuse & s'évase en forme de cupule à bords épais & résistants (*chancre induré* proprement dit).

12. Un malade se présente avec un chancre...

Ce chancre est-il simple ou infectant? Question capitale au point de vue de l'art, puisque de sa solution dépendent le pronostic & le traitement.

13. Le diagnostic différentiel entre le chancre simple & le chancre infectant peut, dans certain cas, offrir des difficultés assez grandes pour tenir en échec le jugement du praticien le plus exercé.

14. S'il est souvent possible & même facile de reconnaître qu'un chancre est infectant, *il n'est aucun cas dans lequel on puisse affirmer en toute certitude qu'un chancre est simple & restera tel.* Le mode de développement de l'ulcère, sa forme, son aspect ne fournissent à cet égard que des probabilités.

15. Tant qu'un chancre reste mou, & qu'aucun phénomène morbide ne se produit dans les ganglions voisins, il est permis d'espérer que le malade n'aura pas la vérole.

16. Lorsque, chez un malade affecté d'un chancre mou, la région inguinale devient le siége d'un bubon phlegmoneux, c'est-à-dire d'un engorgement aigu, douloureux, avec tendance à suppurer, il est très-probable que ce chancre est simple, non infectant.

17. Les probabilités en faveur d'un chancre simple se rapprochent beaucoup de la certitude quand le chancre, conservant sa mollesse, s'accompagne d'un bubon suppuré dont le pus est virulent. Rien n'est plus rare, en effet, que de voir la syphilis se produire en pareil cas.

18. L'inoculation sur le malade même, proposée par quelques médecins, comme moyen infaillible de distinguer le chancre simple du chancre infectant, est un procédé dangereux, sur lequel il est impossible d'établir un diagnostic absolu.

19. Quand l'inoculation de la matière sécrétée par un chancre donne, sur le malade même, un résultat positif, il y a probabilité, mais non certitude que ce chancre est simple, attendu que le chancre infectant peut aussi, dans quelques cas, s'inoculer avec succès sur l'individu qui le porte.

20. La réinoculation du chancre infectant sur le malade même a d'autant plus de chances de réussite, que l'ulcère est plus récent, plus vivement enflammé, & qu'il suppure plus abondamment.

21. La lenteur avec laquelle un chancre se développe est un signe de mauvais augure.

22. Toutes les fois qu'un chancre ne se produit que trois ou quatre semaines après le moment où il a été contracté, il y a lieu de craindre l'apparition prochaine des symptômes généraux de la syphilis.

23. Le chancre infectant est le plus souvent solitaire. La pluralité des chancres sur un même individu, tant que ces chancres restent mous, est donc un signe favorable, en ce sens qu'elle donne une probabilité de plus en faveur d'une lésion locale.

24. Quand, par exception, plusieurs chancres infectants coexistent sur un même individu, ces chancres sont généralement d'origine contemporaine; ils ont *le même âge*, ce qui veut dire qu'ils ont été contractés & se sont développés simultanément.

25. Deux signes tout à fait spéciaux, pathognomoniques, permettent de reconnaître sûrement & sans hésitation qu'un chancre est infectant, savoir : l'*induration spécifique* de sa base, & l'engorgement multiple, dur & indolent des ganglions qui lui correspondent (*bubon spécifique*).

26. L'induration spécifique du chancre est l'effet & non la cause de l'infection syphilitique : le chancre s'indure parce que l'organisme est infecté.

De là la grande valeur de ce signe comme élément de diagnostic.

27. Produit spécial de la syphilis, dont elle est un des premiers symptômes, l'induration spécifique du chancre, nettement formulée, est le signe certain & infaillible de l'infection syphilitique.

28. Adhérente & circonscrite à la base du chancre qu'elle déborde plus ou moins, l'induration spécifique, quelle que soit sa forme, noueuse ou parcheminée, offre au toucher une résistance élastique, cartilagineuse, nettement limitée; résistance *sui generis*, bien différente de celle que présente l'empâtement diffus de l'œdème ou de l'engorgement inflammatoire.

29. Bien que l'induration spécifique soit un des effets les plus constants de la syphilis constitutionnelle, tout chancre infectant n'est pas nécessairement induré.

30. L'induration spécifique du chancre n'a d'importance réelle, pour le diagnostic, que lorsqu'elle existe. Son absence n'établit que la présomption, mais non la certitude que le chancre est simple & restera tel.

31. Considéré au point de vue du diagnostic

différentiel entre le chancre simple & le chancre infectant, le défaut d'induration a beaucoup moins de valeur chez la femme que chez l'homme.

32. Chez la femme, le chancre le plus mou, le plus simple en apparence, peut être néanmoins suivi des symptômes généraux de la syphilis; cela s'observe aussi chez l'homme, mais plus rarement.

33. Le siége du chancre constitue un élément de diagnostic dont il est utile de tenir compte, eu égard à la portée du signe fourni par l'absence d'induration.

34. Il est rare qu'un chancre infectant occupant le méat de l'urèthre, la couronne du gland ou le sillon glando-préputial, ne soit pas plus ou moins induré. La mollesse du chancre dans ces régions est donc un signe plus favorable que partout ailleurs.

35. Les chancres des lèvres, de la langue &, en général, de tous les points de la face (chancres céphaliques) sont presque toujours infectants; ceux du fourreau de la verge, du pubis & du scrotum le sont au moins huit fois sur dix.

36. Sur la muqueuse glando-préputiale & sur les grandes lèvres, le chancre simple & le chancre infectant ont une fréquence relative à peu près

égale. Autour de l'anus, dans le voisinage du frein & à la commissure inférieure des petites lèvres, c'est le chancre simple qui prédomine.

37. L'induration spécifique est ordinairement un phénomène précoce ; cependant il peut arriver qu'un chancre infectant ne s'indure que tardivement, c'est-à-dire trois ou quatre semaines après le début de l'ulcération. Cela se voit surtout quand l'incubation du chancre a été nulle ou de courte durée.

38. Parmi les substances astringentes ou caustiques dont on fait usage dans le traitement local du chancre mou, quelques-unes ont pour effet de durcir les tissus sous-jacents, de manière à simuler avec la plus grande exactitude l'induration spécifique.

39. Un chancre peut être dur sans être spécifiquement induré.

40. Lorsqu'on a lieu de soupçonner qu'un chancre est artificiellement induré, il faut attendre avant de se prononcer. Si l'induration n'est que factice, elle disparaîtra en quelques jours ; son volume, au contraire, ne fera que s'accroître, si elle est le fait d'une infection constitutionnelle.

41. Il arrive parfois que des végétations, ou

même de simples écorchures ou érosions herpétiques fortement cautérisées, laissent, après la chute de l'eschare, des plaies ayant la plus grande ressemblance avec le chancre infectant.

42. Certains chancres simples, ayant pour siége les follicules sébacés de la couronne du gland, donnent au toucher la sensation d'un petit noyau arrondi, que l'on pourrait d'abord prendre pour une induration spécifique; mais il est aisé de reconnaître qu'il ne s'agit là que d'un engorgement inflammatoire du sac folliculaire.

43. Dans la plupart des cas, l'induration spécifique survit à l'ulcération chancreuse. Souvent même, lorsqu'elle est très-developpée, elle ne se résorbe que plusieurs mois après la cicatrisation du chancre, marquant ainsi d'un signe irrécusable le point par lequel le virus a pénétré dans l'organisme.

44. Quels que soient les caractères extérieurs d'un chancre, on peut affirmer que ce chancre est infectant, s'il s'accompagne d'une adénite ou *bubon spécifique*, c'est-à-dire d'un engorgement multiple, dur & indolent des ganglions qui lui correspondent.

45. Telle est, au point de vue du diagnostic, la valeur du bubon spécifique, que sa seule pré-

sence suffit au médecin expérimenté pour reconnaître avec certitude l'infection syphilitique, alors même que le chancre ne présenterait aucune induration ou aurait complétement disparu.

46. Le bubon spécifique, dont le développement coïncide, en général, avec le début de l'induration chancreuse, a souvent une très-longue durée; ce qui permet, dans beaucoup de cas, de déterminer, longtemps après l'invasion d'une syphilis, le lieu qu'occupait le chancre, point de départ de la maladie.

47. De tous les symptômes de la syphilis, le bubon spécifique est celui qui manque le plus rarement; mais ce symptôme n'est point, comme on l'a dit, inévitable & fatal.

48. Comme l'induration chancreuse, le bubon spécifique n'a de valeur, pour le diagnostic, que quand il existe. Son absence, chez un malade ayant un ou plusieurs chancres, bien qu'étant un signe favorable, ne prouve pas que l'organisme soit à l'abri de l'infection.

49. Chez les individus d'un embonpoint exagéré, le bubon spécifique ne prend, en général, que peu de développement. Serait-il volumineux, que l'épaisseur de la couche graisseuse sous-cutanée le rendrait, dans tous les cas, difficile à reconnaître.

50. Tandis que le bubon vénérien produit par le chancre simple a une grande tendance à s'enflammer & à suppurer, le bubon spécifique, symptomatique du chancre infectant, ne s'enflamme & ne suppure presque jamais.

51. Quand, par exception, le bubon spécifique, symptomatique d'un chancre infectant, s'enflamme & suppure, c'est toujours en vertu de causes étrangères à la syphilis, parmi lesquelles le lymphatisme & la scrofule tiennent le premier rang.

52. Un chancre récemment contracté par un individu qui a eu autrefois la syphilis peut, sous l'influence de la diathèse préexistante, s'indurer fortement. Mais rarement alors les ganglions voisins se tuméfient; plus rarement encore de nouveaux symptômes généraux en sont la conséquence.

53. Considéré comme lésion locale, le chancre infectant est moins grave que le chancre simple. Il est en général moins enflammé, moins douloureux; il se limite & se cicatrise plus rapidement.

54. Tel est, dans beaucoup de cas, le caractère bénin du chancre infectant, que très-souvent on le méconnaît, surtout à son début : on le prend pour un herpès, une écorchure. L'esprit se refuse

à voir dans cette lésion, si minime en apparence, le symptôme précurseur d'une maladie aussi redoutable que la vérole.

55. Si l'action du chancre infectant sur les ganglions est plus constante, plus régulière que celle du chancre simple, elle est, en revanche, beaucoup moins redoutable ; car le bubon qui en résulte, presque toujours indolent, à tendance résolutive, n'occasionne le plus souvent qu'une gêne insignifiante.

56. Comme le chancre simple, le chancre infectant peut se compliquer de phagédénisme. Mais, dans ce cas même, il est très-rare qu'il égale en étendue & en durée le chancre phagédénique non infectant.

57. Le chancre infectant se présente parfois sous la forme d'érosions superficielles plus ou moins larges, irrégulières & parcheminées (*chancre épithélial*), qu'il faut distinguer avec soin des érosions de la balano-posthite ou de la vulvite blennorrhagique, avec lesquelles elles ont une certaine ressemblance.

58. Un chancre infectant se compliquant de phagédénisme, on voit quelquefois l'induration qui l'accompagnait, peu à peu détruite par le travail ulcératif, disparaître entièrement, ne lais-

sant à sa place qu'un ulcère profond & à base molle, qu'à première vue l'on pourrait prendre pour un chancre simple.

59. Contrairement au chancre simple, qui, une fois cicatrisé, ne se reproduit jamais spontanément, le chancre infectant *peut renaître sur place & de lui-même,* c'est-à-dire sans nouvelle contagion.

60. La reproduction du chancre infectant peut avoir lieu sans cause directe appréciable; mais elle est surtout à craindre quand le chancre a laissé après lui une induration saillante, ayant pour siége des parties exposées à des frottements, telles que la couronne du gland, le méat de l'urèthre, le bord libre du prépuce, &c.

61. Dans l'immense majorité des cas, le chancre infectant a pour origine l'inoculation, sur un sujet sain, de la matière séreuse ou séro-purulente sécrétée soit par un chancre infectant, soit par une lésion appartenant à la syphilis secondaire.

62. Le sang d'un sujet syphilitique, inoculé à un individu sain, peut, comme la matière séreuse ou séro-purulente d'une lésion primitive ou secondaire, transmettre un chancre infectant. Ce genre de contagion est néanmoins fort rare & d'un effet peu certain.

63. Le chancre infectant communiqué par une lésion secondaire ou par le sang d'un syphilitique se produit, en général, avec plus de lenteur & prend moins de développement que le chancre transmis par un accident de même ordre.

64. Il y a lieu de supposer qu'un chancre infectant provient d'une lésion secondaire, lorsqu'il n'a paru que quatre ou cinq semaines après la contagion, & qu'il se présente sous la forme d'une simple érosion papuleuse, à surface lisse, rouge ou grisâtre, suppurant peu & médiocrement indurée (*érosion chancreuse*).

65. L'inoculation du pus de chancre infectant sur le malade même ou sur tout autre individu ayant actuellement la syphilis engendre le plus souvent, lorsqu'elle réussit, un ulcère à base molle, ayant tous les caractères extérieurs du chancre simple ordinaire.

66. Deux individus sains ayant des rapports avec une même femme atteinte d'un chancre infectant ou de plaques muqueuses ulcérées, il peut arriver que l'un d'eux ne contracte qu'un chancre simple, tandis que l'autre prendra un chancre infectant.

67. La production possible du chancre simple par l'inoculation, sur un sujet sain, du pus de

chancre infectant, a été & est encore diversement interprétée : les uns y voient la preuve d'une communauté d'origine & de nature entre les deux chancres; d'autres l'attribuent à l'intervention hypothétique d'un *chancre mixte*, produit hybride du simple & de l'infectant, & qui participerait ainsi de la nature & des propriétés de chacun d'eux.

68. Diverses expériences ont démontré que la matière d'un chancre infectant, déposée à la surface d'un chancre simple en voie de progrès, ne change en rien les conditions de ce dernier, l'état inflammatoire de la plaie s'opposant à l'absorption du virus.

69. Le pus d'un chancre simple & la matière sécrétée par un chancre infectant, préalablement mélangés & inoculés sur un individu sain, ne produisent jamais qu'un chancre simple. Il faut conclure de ce fait que le chancre mixte, considéré comme espèce nosologique, n'est autre chose qu'une ingénieuse fiction ou, pour mieux dire, un *chancre mythe*.

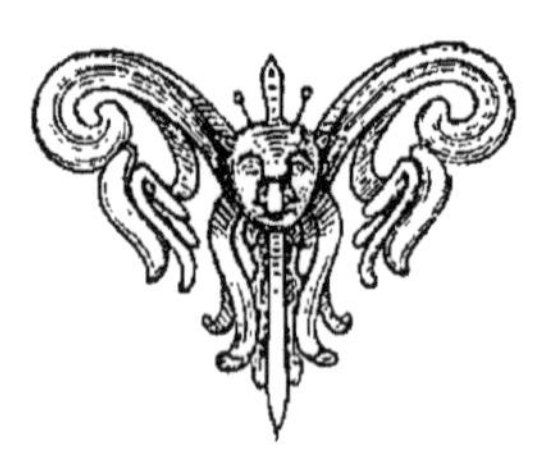

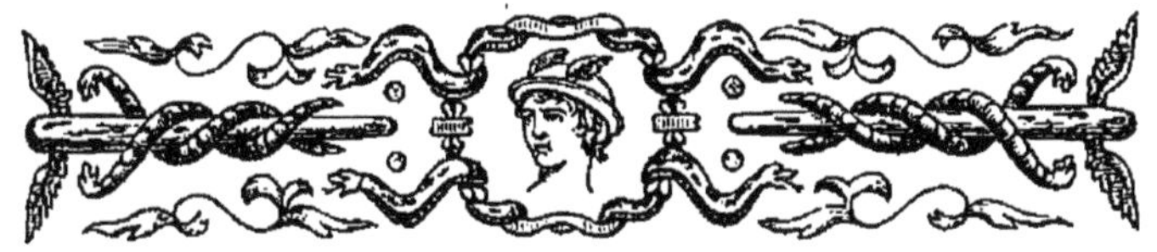

DOUZIÈME SECTION.

SUITE DU CHANCRE INFECTANT ET DU BUBON SPÉCIFIQUE.

PROPHYLAXIE, TRAITEMENT.

Prévenir le mal vaut mieux que le guérir. Heureux donc le jour où un nouveau Jenner trouvera le secret de préserver l'humanité de la contagion syphilitique, une des plus redoutables entre toutes celles qui la menacent.

2. C'est faire injure à la raison que de considérer le mal vénérien comme la juste punition du libertinage, & la recherche des moyens propres à s'en garantir comme une œuvre impie & immorale.

3. La syphilis n'atteint pas seulement ceux qui volontairement s'y exposent : un enfant l'apporte en naissant, une femme vertueuse la reçoit de son mari, une nourrice de son nourrisson, &c. Que penser dès lors d'une justice qui confondrait dans le même châtiment innocents & coupables ?

4. La prophylaxie de la syphilis n'est guère plus avancée que celle de la blennorrhagie. Quelques sages précautions peuvent bien diminuer les chances de contracter le mal, mais aucun moyen actuellement connu ne permet de s'en préserver d'une manière certaine.

5. Une erreur trop généralement répandue, c'est que les filles soumises par la police à une surveillance régulière & que l'on suppose efficace offrent plus de sécurité que les femmes libres. Que de gens qui chaque jour apprennent le contraire à leurs dépens!

6. Il ne faut point oublier que la loi ne garantit aucun brevet, pas même celui de santé, qu'elle semble accorder à ses protégées.

7. Faire disparaître la syphilis de ses foyers légalement patentés est aujourd'hui chose impossible; mais il serait facile d'en restreindre la propagation par l'emploi de mesures sanitaires mieux en rapport avec nos connaissances actuelles sur la contagion syphilitique.

8. La syphilis, guérie en apparence, peut se maintenir dans l'organisme à l'état latent, & reproduire tout à coup de nouveaux accidents contagieux. De là le danger que présente toute cohabitation suivie avec une personne qui en a

été atteinte, danger d'autant plus grand que la maladie remonte à une époque moins éloignée.

9. Une première précaution à prendre, avant toute rencontre suspecte, est de s'assurer, par une inspection minutieuse, de l'intégrité des surfaces qui peuvent être directement exposées au contact du virus syphilitique.

10. La plus petite solution de continuité de l'épiderme ou de l'épithélium, une écorchure, une érosion, si légères qu'elles soient, sont autant de portes ouvertes à l'infection; il faut attendre qu'elles soient fermées.

11. Un homme peut contracter la syphilis avec une femme parfaitement saine, dans les organes de laquelle du virus syphilitique aurait été récemment déposé par un autre individu. Ce genre de contagion, dite médiate, est surtout à craindre dans les maisons de prostitution.

12. Le sang des sujets syphilitiques étant contagieux, toute femme qui a la vérole se trouve, à chaque époque menstruelle, en état de communiquer sa maladie, alors même qu'elle n'en aurait aucun symptôme apparent.

13. Sur tel joli visage s'épanouit toute la fraîcheur de la jeunesse; ne vous y fiez pas...

Sous ce masque rassurant, derrière ces lèvres roses & souriantes, il se peut que la plaque muqueuse distille son venin!

14. Quelle que soit la couche sociale d'où sort la femme qui se livre, il est toujours prudent de s'assurer, *ante nuptias*, de son état de santé, autant du moins que le permettent le lieu, le temps & les convenances.

15. Une exploration discrète des ganglions cervicaux ou autres, un coup d'œil furtif sur les parties hantées de préférence par les syphilides cutanées ou muqueuses peuvent, dans beaucoup de cas, & sans risque d'offense pour la personne qui en est l'objet, avertir à temps du danger.

16. Si les doigts savamment appliqués sur les parties latérales du cou, vers la naissance des cheveux, rencontrent un ou plusieurs ganglions formant sous la peau autant de petites bosses dures & indolentes, *siste gradum........ Latet anguis in herbâ!*

17. De toutes les précautions directes indiquées contre la contagion syphilitique, la meilleure est l'application d'un corps gras, cold-cream ou axonge. Ce moyen a pour effet de rendre l'accès plus facile, & d'empêcher ainsi les excoriations que l'hygiène prescrit à bon droit d'éviter.

18. Le condom, supposé qu'il reste intact & ne se déplace pas, ne peut étendre sa protection au delà des surfaces qu'il recouvre. Son action est donc insuffisante contre le virus syphilitique, dont l'inoculation peut toujours s'effectuer sur les parties environnantes laissées à découvert.

19. *Omne animal post coïtum triste...* C'est le moment où l'Amour détend son arc & ôte son bandeau... Moment propice aux inspirations de la prudence, & dont il faut se hâter de profiter, pour faire aussitôt les ablutions recommandées en pareil cas.

20. De nombreuses substances ont été proposées pour neutraliser immédiatement & sur place le virus syphilitique. L'essence de citron, étendue dans un mélange d'alcool & de savon, est celle qui offre le plus de garantie ; son odeur agréable & la facilité de son emploi en font le cosmétique le mieux approprié à cet usage.

21. A la suite d'un coït risqué, toute écorchure ou érosion suspecte doit être immédiatement cautérisée. Si le temps écoulé depuis la contagion ne dépasse pas le délai nécessaire à la pénétration du virus dans l'économie (sect. XI, aphor. 7 & suiv.), on peut avoir l'espoir d'enrayer le développement du chancre, & de préserver ainsi le malade de l'infection.

22. Il faut faire pour toute plaie susceptible d'avoir livré passage au virus syphilitique ce que l'on fait pour la morsure d'un chien hydrophobe ou d'un reptile venimeux : la cautériser fortement & le plus tôt possible.

23. Après une incubation suffisamment longue (15, 20, 30 jours), surgit un chancre induré : la syphilis est alors un fait accompli, & rien ne saurait en arrêter le cours. La cautérisation, pratiquée dans ce but, serait donc inutile, & pourrait même être nuisible.

24. Non-seulement la cautérisation destructive appliquée au chancre induré ne peut empêcher ni même retarder la production des symptômes généraux de la syphilis, mais elle a encore pour résultat constant d'élargir l'ulcère, & presque toujours de provoquer au-dessous de lui un surcroît d'induration.

25. Le chancre induré a généralement une grande tendance à se guérir vite & spontanément. Eau simple & charpie pourraient lui suffire dans la plupart des cas. Mieux vaut cependant le panser trois ou quatre fois par jour avec une pommade résolutive (axonge & calomel).

26. Les corps gras, nuisibles au chancre simple, sont parfaitement tolérés par le chancre infec-

tant. Ils ont surtout pour avantage, en modérant l'état phlegmasique, de restreindre le développement de l'induration.

27. Très-souvent l'induration spécifique survit à l'ulcération chancreuse. Rien autre à faire localement contre ces indurations persistantes que de continuer l'emploi de la pommade au calomel, en attendant que le temps & le traitement général en amènent peu à peu la disparition.

28. Lorsqu'un chancre infectant a laissé après lui une induration volumineuse, il est bon de prévenir le malade de la possibilité d'une rupture de la cicatrice qui la recouvre &, par suite, de la formation d'un nouvel ulcère virulent.

29. La syphilis tend, dès son début, à débiliter l'organisme. Il faut lutter contre cette tendance par un régime fortifiant &, au besoin, par l'emploi des amers & des ferrugineux (houblon, gentiane, quinquina, iodure de fer, &c.).

30. En prescrivant un régime réparateur aux malades atteints de chancre infectant, il importe de leur en bien fixer les limites, surtout à l'égard du vin & des spiritueux. L'abus de ces boissons ne pourrait avoir qu'un résultat défavorable, pour le chancre d'abord, &, plus tard, pour les accidents généraux qui doivent fatalement lui succéder.

31. Le chancre infectant est souvent si peu marqué à son début, que beaucoup de malades, n'y voyant qu'une simple écorchure, ne prennent aucune précaution pour éviter de le transmettre. Il importe donc de les désabuser sur ce point, en leur recommandant, pour eux & surtout pour autrui, de s'abstenir de tout rapprochement sexuel.

32. Il arrive parfois que le chancre induré, prenant la forme phagédénique, menace de s'étendre au delà de ses limites normales. Il convient alors d'avoir recours aux divers topiques astringents que l'on emploie contre le chancre simple.

33. Comme la balano-posthite blennorrhagique, le chancre épithélial (sect. XI, aphor. 57) doit être traité de préférence par l'application de compresses imbibées d'une solution légère d'azotate d'argent. Sous l'influence de ce traitement, les érosions qui le constituent se limitent & se cicatrisent presque aussi facilement que celles de la balanite simple.

34. Dans tous les cas où les caractères d'un chancre infectant ne laissent aucun doute sur le diagnostic, l'intérêt de l'art & celui du malade exigent que le médecin avertisse ce dernier du développement prochain des accidents généraux dont il est menacé.

35. L'induration spécifique étant le premier symptôme & le signe irrécusable de l'infection constitutionnelle, il convient, dès qu'elle existe, de soumettre aussitôt le malade au traitement général de la syphilis.

36. En présence d'un chancre spécifiquement induré, attendre pour prescrire le mercure que la maladie se soit manifestée sous ses formes secondaires, est une pratique mauvaise & irrationnelle. Pourquoi retarder la défense, quand déjà l'ennemi est dans la place?

37. Si l'expectation est condamnable, alors qu'on se trouve en présence d'un chancre dont le caractère infectant est de toute évidence, elle devient, au contraire, la meilleure règle de conduite quand le diagnostic est incertain.

38. « Dans le doute abstiens-toi, » dit la sagesse. Mieux vaut donc, s'il n'est pas possible de reconnaître immédiatement la nature d'un chancre, attendre l'apparition des symptômes généraux de la syphilis, que de condamner le malade aux ennuis d'un traitement toujours long & peut-être inutile.

39. Le bubon spécifique n'exige le plus souvent aucun traitement local. Cependant, si la tumeur ganglionnaire prend un développement excessif,

les emplâtres & onguents résolutifs peuvent être alors utilement appliqués.

40. Certains malades, ayant un chancre infectant, sont tourmentés par la crainte de voir l'adénopathie qui l'accompagne se transformer en un bubon phlegmoneux. On peut à cet égard les rassurer pleinement, la suppuration étant, dans ce cas, tout à fait exceptionnelle.

41. La syphilis est pour la plupart des malades un sujet d'effroi ou de profond chagrin. Le médecin, sans sortir de la vérité, calmera leur esprit en leur montrant la guérison comme étant aujourd'hui le résultat certain d'un traitement bien dirigé & rigoureusement suivi.

TREIZIÈME SECTION.

SYPHILIS SECONDAIRE.

PRODROMES, LÉSIONS DE LA PEAU ET DE SES ANNEXES.

Jamais les symptômes généraux de la syphilis acquise ne se produisent d'emblée. Ils sont toujours & fatalement précédés par le chancre.

2. Contrairement au chancre, qui toujours reste localisé au point même où le virus a pénétré, les accidents généraux de la syphilis peuvent se répandre partout, à la surface aussi bien que dans les profondeurs de l'organisme.

3. Un temps plus ou moins long, variant de quelques semaines à trois ou quatre mois, sépare constamment le début du chancre infectant de l'apparition, sur la peau ou sur les muqueuses, des accidents généraux de la syphilis.

4. Lorsqu'à la suite d'un chancre dont le diagnostic est resté douteux, six mois se passent sans qu'aucun accident constitutionnel se manifeste, on peut être certain que le malade n'a pas subi l'infection générale, alors même que pendant tout ce temps il aurait régulièrement suivi un traitement spécifique.

5. Rien ne peut empêcher, chez un malade qui a eu un chancre infectant, la production des accidents généraux appartenant à la période secondaire de la syphilis. Leur développement, dans le délai normal, est constant, inévitable, quels que soient le tempérament, l'âge, le sexe, &c., des individus infectés.

6. Un des premiers effets de la diffusion du virus syphilitique dans l'organisme est une altération du sang, laquelle se révèle à l'analyse par une légère augmentation de l'albumine & par une diminution souvent considérable des globules.

7. Chez certains malades, plus particulièrement chez la femme, l'altération du sang consécutive à l'absorption du virus syphilitique se traduit par divers symptômes analogues à ceux qui caractérisent la chloro-anémie : pâleur du visage, tristesse, abattement, palpitations, lassitude musculaire, douleurs rhumatoïdes, troubles nerveux, &c.

8. La chloro-anémie syphilitique n'est que temporaire. Coïncidant le plus souvent avec la période de réparation du chancre, elle disparaît dès que se manifestent sur la peau ou sur les muqueuses les premiers effets de l'intoxication vénérienne.

9. Nul symptôme syphilitique n'est plus sensible que la chloro-anémie à l'action des spécifiques. Il est rare, en effet, que les malades auxquels on a prescrit de bonne heure le traitement mercuriel soient gravement atteints de chloro-anémie; souvent même cette période prodromique de la syphilis passe pour eux inaperçue.

10. De toutes les maladies diathésiques ou constitutionnelles, la syphilis est la plus régulière, la plus méthodique dans son développement. Accidents *primitifs*, accidents *secondaires* & accidents *tertiaires* se succèdent dans un ordre chronologique invariable.

11. La syphilis, à mesure qu'elle vieillit, tend à exercer son action sur des organes de plus en plus profonds.

12. A la syphilis secondaire appartiennent plus particulièrement la peau & les muqueuses; à la syphilis tertiaire sont soumis les tissus & organes sous-jacents : tissus cellulaire, fibreux, osseux, muscles & viscères.

13. Si la syphilis, dans ses manifestations objectives, semble procéder de la périphérie au centre de l'organisme, elle n'en est pas moins, à toutes les phases de son évolution, une maladie générale, *totius substantiæ* : témoin l'altération du sang & les troubles fonctionnels dont les organes internes peuvent être atteints dès le début & même avant l'apparition des lésions secondaires.

14. Tout chancre infectant est fatalement suivi, dans le délai voulu, des manifestations de la syphilis secondaire. Cette fatalité ne s'applique point aux accidents tertiaires.

15. Dans le plus grand nombre des cas, la syphilis enrayée par le traitement, ou trouvant dans la résistance de l'organisme un obstacle à son libre cours, s'arrête & disparaît avant d'atteindre sa troisième étape.

16. Comme toutes les autres maladies, la syphilis présente divers degrés d'intensité ; elle peut être légère ou grave, ne faire pour ainsi dire qu'effleurer l'organisme, ou l'altérer profondément.

17. Il est généralement possible, d'après la forme & l'aspect d'un chancre infectant, de prévoir quelle sera l'intensité de la syphilis dont ce chancre est le point de départ.

18. Un chancre peu développé, superficiel & médiocrement induré, annonce ordinairement une syphilis légère ou de moyenne intensité ; un chancre profondément ulcéré, à tendance phagédénique, suppurant beaucoup & fortement induré, doit faire craindre une syphilis grave.

19. Les variations que l'on observe dans l'intensité de la syphilis constitutionnelle peuvent dépendre de l'âge, du tempérament, de la manière de vivre, &c.; mais elles tiennent encore & plus peut-être à la qualité du virus inoculé, c'est-à-dire à son degré de force ou d'activité.

20. Il n'est pas rare de voir des syphilis légères chez des individus faibles, lymphatiques, profondément débilités. Par contre, on voit aussi, & plus souvent qu'on ne pourrait le supposer, des véroles graves chez des hommes forts, vigoureux, ayant toutes les apparences de la plus belle santé.

21. La loi de concordance entre l'accident primitif & les symptômes consécutifs de la syphilis ne s'applique qu'aux véroles non traitées dès leur début. Sous l'influence d'un traitement énergique & bien dirigé, on peut voir, en effet, des véroles légères succéder à des chancres de forme grave.

22. Pour juger de la puissance des remèdes sur la syphilis à son début, il suffit de comparer les

malades traités par le mercure dès l'apparition de leur chancre avec ceux dont la maladie a été abandonnée à elle-même. De cette comparaison surgit la preuve certaine, indéniable des heureux effets d'un bon traitement commencé à temps.

23. Aucun rapport n'existe entre le siége du chancre infectant & le degré d'intensité des symptômes généraux qui en sont la suite. Si certaines véroles succédant à des chancres extra-génitaux sont parfois relativement graves, cela tient généralement à ce que la maladie, méconnue dans sa forme initiale, n'a point été traitée dès son début.

24. Les lésions secondaires de forme humide ou suppurative (plaques muqueuses, ecthyma, rupia, &c.) sont toutes contagieuses. La matière séro-purulente qu'elles sécrètent, inoculée à un sujet sain, lui communique un chancre généralement infectant.

25. La syphilis constitutionnelle a constamment pour point de départ un chancre, & spécialement un chancre induré, lors même qu'elle a été transmise par le produit d'un accident secondaire.

26. Sauf de très-rares exceptions, la syphilis constitutionnelle ne se reproduit pas chez les individus qui en ont été une fois atteints.

27. Il peut arriver qu'un individu ayant eu autrefois la syphilis contracte un nouveau chancre induré; mais alors il est très-rare que ce chancre soit suivi d'adénopathie spécifique, de roséole ou autre symptôme constitutionnel. En lui se résume le seul effet que puisse produire encore, chez des sujets jadis infectés, une nouvelle contagion.

28. Le sang des sujets syphilitiques est contagieux, mais à un degré moindre que les produits de sécrétion des lésions secondaires.

29. Le pouvoir contagieux des accidents secondaires diminue à mesure que la syphilis s'éloigne de son début. Peut-être même, dans ses formes ultimes, la maladie perd-elle complétement la faculté de se transmettre par contagion.

30. La syphilis communiquée par une lésion secondaire est, en général, moins grave que celle qui a pour origine la contagion d'un accident primitif. Elle est d'autant plus bénigne que la lésion dont elle procède appartient à une syphilis plus ancienne.

31. On désigne sous le nom de *syphilides* les éruptions syphilitiques de la peau. Ces éruptions peuvent présenter la plupart des formes élémentaires que l'on observe dans les autres affections cutanées, mais avec des différences qui permettent

le plus souvent d'en reconnaître *de visu* la nature & l'origine.

32. Les syphilides forment dans la grande classe des dermatoses un groupe naturel, une véritable *famille*, suivant le sens scientifique attaché à ce mot.

33. Dans un jardin botanique, un œil exercé distingue au loin, rien que par leur port, la forme & la couleur de leur feuillage, certaines familles végétales. Ainsi, dans un musée dermatologique, pourrait-on reconnaître à leur aspect particulier, à leur teinte sombre & cuivrée « *tristis color*, » la plupart des éruptions syphilitiques.

34. Un des meilleurs signes distinctifs des syphilides est leur marche lente, chronique, sans réaction locale. Tandis que le prurigo, l'eczéma, le plus simple érythème excitent des démangeaisons souvent intolérables, les éruptions syphilitiques ne s'accompagnent que très-rarement de douleur & de prurit.

35. Les syphilides ont une grande tendance à prendre la forme cerclée, soit dans chacun de leurs éléments propres, soit dans leur mode de groupement. Cette forme se remarque, il est vrai, dans quelques autres dermatoses; mais aucune maladie ne la présente plus communément que la syphilis.

36. Parmi les syphilides, les unes sont sèches, plastiques, à tendance résolutive (*syphilides érythémateuses, papuleuses, squameuses*) ; les autres sont humides, suppurantes, à tendance ulcérative (*syphilides vésiculeuses, bulleuses, pustuleuses*).

37. Les diverses éruptions syphilitiques ne se produisent pas toutes à la même époque. On peut, sous ce rapport, les diviser en syphilides précoces & en syphilides tardives.

38. Plus une syphilide est précoce, plus elle est superficielle & disposée à s'étendre sur de plus larges surfaces (*roséole, syphilides papuleuse ou lenticulaire, squameuse, herpétiforme*). Les syphilides tardives sont toujours plus profondes & plus étroitement localisées à telle ou telle région (*impétigo, ecthyma, rupia*).

39. Telle est la régularité avec laquelle se succèdent les diverses variétés de syphilides, qu'un médecin expérimenté peut aisément reconnaître, d'après leur forme & leur aspect, l'âge relatif de chacune d'elles.

40. Chaque forme de syphilide correspond à un degré plus ou moins élevé de l'infection vénérienne. Elle en mesure ainsi la gravité dans le présent, en même temps qu'elle permet d'en pronostiquer les manifestations futures.

41. Lorsqu'à la suite d'un chancre infectant, la première poussée syphilitique ne se traduit que par quelques marbrures de roséole répandues seulement sur le ventre ou sur la poitrine, il est permis d'espérer une syphilis bénigne. Le pronostic sera moins favorable si la roséole envahit le dos, les membres & surtout le visage.

42. Quelquefois la roséole se présente sous la forme de taches nombreuses plus ou moins larges, légèrement saillantes, disposées en cercles ou en anneaux (*érythème papuleux, roséole annulaire ou circinée*). Cette éruption, plus tenace que la roséole simple, indique toujours un degré plus élevé de l'infection constitutionnelle.

43. Si la roséole n'est pas ordinairement de longue durée, elle se reproduit en revanche assez facilement. Cette tendance aux récidives appartient plus particulièrement à la roséole annulaire ou circinée.

44. Les récidives de la roséole n'ont rien d'alarmant, quand elles ont lieu dans les trois ou quatre premiers mois qui suivent la première poussée; mais il n'en est pas de même quand l'éruption reparaît après un temps plus long; on peut craindre alors une syphilis fortement enracinée dans l'organisme.

45. A côté de la roséole se place une éruption constituée par de simples taches de couleur jaunâtre, bistre ou gris sombre (*syphilide pigmentaire*). Cette syphilide, beaucoup plus tenace que la roséole, est plus fréquente chez la femme que chez l'homme; elle a pour siége de prédilection les parties latérales du cou, les membres inférieurs, & quelquefois le dos de la main, au niveau des articulations phalangiennes.

46. Les syphilides de forme papuleuse ou squameuse peuvent coïncider avec la roséole ou lui succéder immédiatement. Leur pronostic est toujours fâcheux, en ce sens qu'elles ont peu de tendance à disparaître spontanément, & qu'elles sont l'indice d'une intoxication plus profonde & plus persistante.

47. Hormis quelques cas rares de syphilis maligne ou galopante, les syphilides de forme humide & à tendance ulcérative (*ecthyma, impétigo, rupia*) ne se produisent jamais comme première manifestation de la syphilis secondaire.

48. Toujours grave est le pronostic des syphilides humides à tendance ulcérative : trop souvent, en effet, ces syphilides ne sont que les symptômes avant-coureurs des lésions tertiaires, dont elles-mêmes se rapprochent déjà par leur structure anatomique & par leur mode d'évolution.

49. L'éruption *croûteuse* du cuir chevelu (petites croûtes lenticulaires, noirâtres, disséminées en nombre variable sur divers points du crâne) s'observe d'une manière à peu près constante chez tous les sujets syphilitiques & à toutes les époques de la maladie, légère ou grave. On ne saurait donc en tirer aucune indication spéciale relativement au pronostic de la syphilis.

50. Quand l'éruption du cuir chevelu, au lieu d'être constituée par quelques croûtes lenticulaires, prend dès le début les caractères de l'impétigo, cela dénote une syphilis grave.

51. Un des symptômes les plus communs & les plus persistants de l'infection syphilitique est l'*adénite cervicale*, caractérisée par un engorgement dur & indolent des ganglions cervicaux postérieurs.

52. L'adénite cervicale est ordinairement liée aux éruptions spécifiques du cuir chevelu; mais on l'observe aussi chez des individus dont le cuir chevelu n'offre aucune lésion apparente.

53. Certains malades éprouvent, au début de la période secondaire, des douleurs plus ou moins vives sur divers points de la surface du crâne, des côtes, du sternum, &c. Ces douleurs, que la pression augmente considérablement, sont dues à

des tuméfactions partielles du périoste, tuméfactions légères, fugaces, à tendance résolutive, comme la plupart des lésions appartenant à cette période de la syphilis.

54. Les éruptions papuleuses ou papulo-squameuses de la paume des mains ou de la plante des pieds (*psoriasis palmaire ou plantaire*) doivent faire craindre une syphilis, sinon de forme grave, du moins de longue durée.

55. Une éruption dartreuse ou de toute autre nature peut coïncider avec une éruption syphilitique. Ainsi l'on peut voir, sur un même sujet, le prurigo formicans & la syphilide lenticulaire entremêler leurs papules; la gale, le pityriasis parasitaire coexister avec la roséole; le psoriasis ou lèpre vulgaire, avec le psoriasis vénérien, &c.

56. Il faut bien se garder de confondre avec la roséole syphilitique le pityriasis parasitaire ou versicolore (*éphélides, taches hépatiques*), affection très-commune, surtout au printemps & en été.

57. Une erreur de diagnostic entre deux affections passibles du même traitement ne peut être préjudiciable qu'au médecin. Mais tout autre serait l'erreur qui consisterait à prendre pour une roséole syphilitique, soit le pityriasis parasitaire,

soit encore l'érythème résineux, produit par l'ingestion du copahu ou du cubèbe.

58. A leur surface légèrement rugueuse, furfuracée, recouverte d'une efflorescence épidermique, on distinguera facilement les taches du pityriasis de celles de la roséole syphilitique ou de la syphilide pigmentaire, dont la surface toujours lisse n'offre au toucher ni à la vue aucune altération appréciable de l'épiderme.

59. Un malade prend du copahu ou du cubèbe. Peu après surgit une éruption de petites taches d'un rouge foncé, prurigineuses, arrondies & groupées sur divers points du corps, principalement autour des poignets, sur la face dorsale de la main & du pied : tel est l'érythème résineux, bien différent de la roséole syphilitique, dont les taches d'un rose pâle ou jaunâtre sont toujours exemptes de prurit, & ont pour siége habituel le ventre, la poitrine, la face palmaire des avant-bras.

60. Telle est l'indolence de la roséole syphilitique, que le plus souvent c'est le médecin qui le premier s'en aperçoit, & la montre au malade, surpris & peu charmé de cette découverte.

61. L'éruption vulgaire qui, par sa forme & son aspect, se rapproche le plus de la syphilide papu-

leuse, est le prurigo simplex ou formicans. Il suffit, pour éviter toute confusion, de se rappeler que la papule prurigineuse, fréquemment écorchée par les ongles du malade, est presque toujours recouverte d'une croûte noirâtre de sang desséché, que ne présente jamais la papule syphilitique.

62. Quand un malade ayant une éruption syphilitique accusera de vives démangeaisons, un examen attentif fera presque toujours reconnaître, associée à la dermatose vénérienne, une autre éruption dartreuse ou parasitaire.

63. Les diverses diathèses ou maladies constitutionnelles (*dartre, arthritis, scrofule, syphilis, &c.*) peuvent affecter simultanément l'organisme; mais chacune d'elles conserve ses caractères propres, son unité pathologique. Jamais on ne les voit se combiner entre elles de manière à engendrer des formes mixtes ou hybrides.

64. On dit & on répète partout que la scrofule donne à la syphilis une gravité particulière. *A priori*, ce fait semble tout naturel & comme nécessaire : mauvais terrain, mauvais produit. Cependant l'observation clinique est loin de justifier cette opinion dans tous les cas.

65. De toutes les diathèses ou maladies constitutionnelles, une seule offre des dangers réels

relativement à la syphilis : c'est la dartre. Ainsi, des véroles d'apparence bénigne à leur début peuvent, sous l'influence de la diathèse herpétique, donner lieu à des éruptions de forme grave, principalement au psoriasis ou à l'ecthyma.

66. Parmi les caractères distinctifs des syphilides, il convient de placer la *polymorphie*, c'est-à-dire l'évolution simultanée ou successive, sur un même sujet, de plusieurs éruptions de formes différentes, phénomène qui ne s'observe que très-rarement dans les autres affections cutanées.

67. Il est commun de voir une première éruption syphilitique se transformer sur place, à mesure que le mal progresse. Ainsi des taches de roséole se gonflent & se convertissent en papules, lesquelles se couvrent de squames ou se changent en vésicules, en pustules, &c.

68. La classification des syphilides en genres & en espèces n'a de valeur qu'au point de vue didactique. En réalité, les syphilides ne constituent, dans leur ensemble, qu'un seul & même symptôme, dont les formes variées ne font que traduire au dehors les différentes phases de la diathèse.

69. Aucun symptôme syphilitique n'est plus commun que l'*alopécie*. Il est bien rare qu'un

malade traverse la période secondaire de la syphilis sans en être plus ou moins affecté.

70. Peu marquée dans ses formes précoces, l'alopécie syphilitique est susceptible de prendre, dans ses formes tardives, un très-grand développement. La dépilation peut être poussée, chez quelques sujets, jusqu'à la perte totale des cheveux, des sourcils, de la barbe ainsi que des autres parties du système pileux.

71. Quand l'alopécie se borne, ce qui est le cas ordinaire, à un simple éclaircissement de la chevelure, son pronostic, relativement à la syphilis, n'a rien de fâcheux. Il en est autrement quand elle envahit les poils du visage & des autres parties du corps. Son pronostic est plus grave encore si elle s'accompagne d'une éruption impétigineuse du cuir chevelu ou du menton.

72. Par une erreur involontaire ou calculée, le mercure, employé pour guérir la syphilis, a été accusé d'être la principale cause de l'alopécie. L'observation clinique prouve, au contraire, que ce symptôme est d'autant plus fréquent & plus prononcé que le traitement mercuriel a été plus tardivement administré.

73. Dans l'alopécie syphilitique, les cheveux tombent indistinctement de toute la surface du

crâne, tantôt d'une manière uniforme, tantôt par touffes entières, laissant après elles des places ou îlots complétement dénudés. Tout autre est l'alopécie vulgaire, laquelle a constamment pour siége le sinciput & les parties les plus élevées des régions temporales.

74. Un œil exercé peut, dans beaucoup de cas, reconnaître la syphilis à l'aspect particulier que prennent les cheveux. Ternes, secs, privés de leur souplesse & comme pulvérulents, ils ressemblent à des cheveux morts : « avec de vrais cheveux, le malade a l'air de porter perruque. »

75. L'alopécie syphilitique est pour la plupart des malades un sujet de vives inquiétudes : on peut à cet égard les rassurer complétement. Quand il n'existe aucune lésion grave du cuir chevelu, ni aucune prédisposition acquise ou héréditaire à la calvitie, la chevelure, si éclaircie qu'elle ait pu être, revient toujours à son premier état.

76. L'*onyxis* syphilitique, particulièrement l'onyxis de forme humide ou ulcérative, est un symptôme fâcheux, non-seulement comme lésion locale, mais encore parce qu'il se rattache le plus souvent à une syphilis de forme grave.

77. Rarement les lésions secondaires de l'œil, *iritis* & *choroïdite*, se produisent avant le qua-

trième ou après le douzième mois de l'infection syphilitique.

78. Bien que les lésions secondaires de l'œil, heureusement peu fréquentes, puissent coïncider avec toutes les syphilides, c'est avec les éruptions papuleuses ou papulo-squameuses qu'on les observe le plus communément.

79. L'iritis syphilitique se distingue de l'iritis vulgaire ou rhumatismale par sa marche plus lente, subaiguë, par son indolence relative, & surtout par le développement à la surface de l'iris, près du bord pupillaire, de petites papules de couleur rouge fauve ou noirâtre et d'aspect fongueux (*syphilides iriennes*).

80. A la syphilis secondaire se rattachent quelques accidents nerveux, dont les plus communs sont les névralgies crâniennes, l'hémiplégie faciale, & la paralysie des nerfs moteurs de l'œil, troisième & sixième paires.

81. Les névropathies syphilitiques ne se distinguent par aucun symptôme particulier des mêmes accidents dépendant de toute autre cause. Le seul intérêt qu'elles présentent est donc tout entier dans la spécificité de leur origine & dans les indications thérapeutiques qui en dérivent.

82. L'amour de l'art a, de tout temps, porté les

syphiliographes à élargir outre mesure le champ déjà si vaste de leur spécialité. C'est ainsi qu'on a récemment dénoncé comme appartenant à la syphilis divers troubles de sensibilité tactile (particulièrement l'*analgésie*), qui, en réalité, ne sont que des phénomènes hystériques, par la raison simple & péremptoire qu'on ne les observe jamais que chez la femme.

83. Rien ne prédispose davantage à l'hystérie, réelle ou simulée, que le séjour forcé & la vie en commun dans les hôpitaux uniquement destinés aux femmes atteintes du mal vénérien : ce qui explique la fréquence relative, dans ces établissements, de syphilis se compliquant d'analgésie ou autres fantaisies nerveuses du même genre.

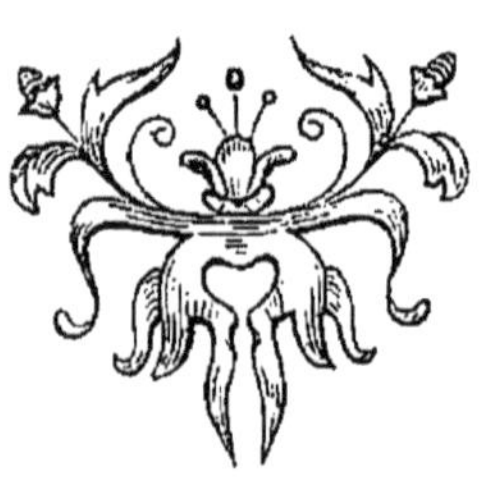

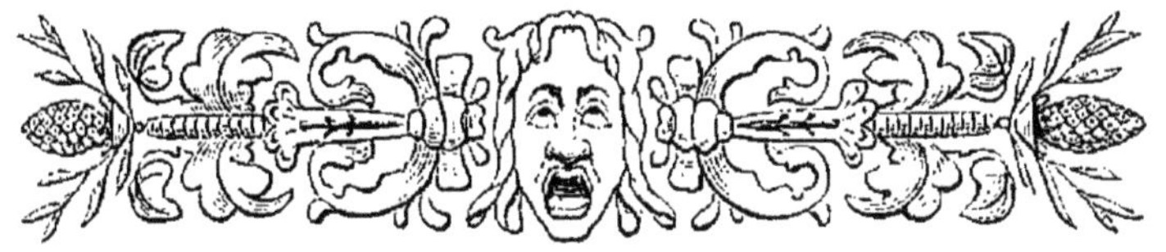

QUATORZIÈME SECTION.

SUITE DE LA SYPHILIS SECONDAIRE

LÉSIONS DES MEMBRANES MUQUEUSES.

La syphilis constitutionnelle se traduit sur les membranes muqueuses par des lésions entièrement analogues à celles qu'elle produit sur la peau. Ces lésions pourraient être justement nommées *syphilides muqueuses.*

2. A la roséole ou érythème cutané correspond l'*érythème muqueux;* aux syphilides papuleuses ou squameuses correspondent les diverses variétés de la *plaque muqueuse;* aux syphilides vésiculeuses, bulleuses & pustuleuses, les *ulcères muqueux secondaires.*

3. Comme la roséole cutanée, l'*érythème muqueux* consiste en une simple rougeur, facile à distinguer de l'érythème vulgaire par son indolence, sa teinte plus sombre & nettement tranchée sur les parties saines. Le voile du palais, les amyg-

dales & le pharynx en sont le siége de prédilection.

4. Dans quelques cas, assez rares du reste, le début de la période secondaire de la syphilis est marqué par divers accidents gastro-hépatiques (diarrhée, vomissements, ictère, &c.). Il est permis de penser que ces accidents sont le fait d'une congestion érythémateuse de la muqueuse gastro-intestinale, analogue à celle qui, sur la peau, produit la roséole.

5. Une élevure aplatie, plus ou moins large & saillante, discoïde, annulaire ou en arc de cercle, dont la surface légèrement ulcérée se recouvre d'une exsudation diphtéroïde grisâtre ou opaline, semblable à l'eschare superficielle produite par l'azotate d'argent, telle est la lésion syphilitique connue sous le nom de *plaque muqueuse.*

6. Mieux que toute autre lésion, la plaque muqueuse caractérise la période secondaire de la syphilis ; elle en est le signe par excellence, le symptôme le plus général & le plus constant.

7. La syphilis constitutionnelle peut, chez certains sujets, ne produire aucune lésion de la peau; mais il n'arrive jamais que le tégument muqueux reste complétement à l'abri de ses atteintes.

8. Produit spécial, exclusivement propre à la diathèse vénérienne, la plaque muqueuse peut se montrer à toutes les époques de la syphilis, soit isolément, soit conjointement avec toutes les autres lésions qui appartiennent à cette maladie.

9. Quelquefois la plaque muqueuse succède immédiatement au chancre, par une sorte de transformation *in situ*, assez fréquente chez la femme, de l'accident primitif en accident secondaire.

10. Règle générale, les plaques muqueuses apparaissent en même temps que la roséole, ou la suivent de très-près; mais leur évolution se continue bien au delà de l'éruption cutanée. Souvent même on les retrouve encore aux dernières limites de la période secondaire.

11. Essentiellement constituée par une hyperplasie de l'épithélium & des papilles du derme, la plaque muqueuse se développe rapidement & disparaît de même, sous l'influence des remèdes les plus simples. Mais de toutes les lésions syphilitiques, c'est elle qui a le plus de tendance à récidiver.

12. C'est par résorption de ses éléments que disparaît la plaque muqueuse; elle *rentre dans l'organisme* & s'efface complétement, ne laissant aucune trace de son passage : bien différente,

sous ce rapport, des végétations proprement dites (crêtes de coq, choux-fleurs, &c.), dont on ne peut délivrer le malade qu'en les enlevant ou en les détruisant sur place.

13. Chez l'homme, les lésions secondaires du tégument muqueux ont pour siége le plus ordinaire les amygdales, le voile du palais, la langue & la face interne des lèvres.

14. Rarement un homme atteint de syphilis constitutionnelle parvient au quatrième mois de sa maladie sans présenter quelque lésion spécifique de la gorge, des lèvres ou de la langue.

15. Les plaques muqueuses de la gorge n'offrent point par elles-mêmes beaucoup de gravité; mais leur déplorable tendance à se reproduire en fait un des symptômes les plus fâcheux de la syphilis secondaire.

16. Sans être absolument rares, les plaques muqueuses de la gorge, des lèvres & de la langue sont, chez la femme, moins fréquentes & surtout moins accentuées que chez l'homme. Cette différence paraît uniquement dépendre de ce que, chez la femme, la muqueuse buccale est moins souvent exposée au contact irritant des alcooliques ou de la fumée de tabac.

17. C'est là vulve qui, chez la femme, est le siége habituel des plaques muqueuses. Leur développement dans cette région offre le même degré de fréquence & la même tendance à récidiver que les lésions gutturales chez l'homme.

18. Il n'est pas rare de voir, surtout à la vulve & au pourtour de l'anus, des plaques muqueuses se grouper & s'étendre en larges nappes, épaisses, grisâtres, du plus triste aspect (plaques muqueuses végétantes). Cependant le mal est moins grave, localement, qu'il le paraît; & ce n'est pas sans étonnement qu'on est pour la première fois témoin de la facilité avec laquelle se résorbent ces masses hypertrophiques.

19. Si, chez la femme, la production de lésions secondaires sur la muqueuse des organes sexuels constitue la règle, elle est l'exception chez l'homme. Le plus souvent, en effet, la muqueuse glando-préputiale échappe aux atteintes de la syphilis secondaire.

20. Les plaques muqueuses de la région anale s'observent plus fréquemment chez la femme que chez l'homme. Presque toujours, chez ce dernier, elles coïncident avec des lésions analogues des amygdales ou du voile du palais.

21. Lorsque, chez un malade ayant des plaques

muqueuses dans la gorge, la voix vient à s'altérer d'une manière notable, il y a lieu de soupçonner le développement dans le larynx de quelque lésion secondaire. De même un certain degré de surdité peut être la conséquence de plaques muqueuses occupant soit le conduit auditif externe, soit les trompes d'Eustache.

22. Des plaques ou papules syphilitiques entièrement semblables à celles qui ont pour siége les muqueuses peuvent également se produire sur le scrotum, dans le creux de l'ombilic, dans l'intervalle des orteils, sur le mamelon, autour des oreilles, en un mot, dans toutes les régions où la peau est naturellement fine & humide.

23. Beaucoup plus fréquentes que le chancre, sujettes à de nombreuses récidives qui en prolongent la durée, les lésions secondaires du tégument muqueux sont la source intarissable, le laboratoire permanent où s'alimente & se perpétue la contagion syphilitique.

24. Quel que soit le siége de la plaque muqueuse, sa contagiosité reste la même. Sous ce rapport, les plaques muqueuses de la bouche, très-sujettes à s'ulcérer, sont les plus dangereuses, en ce sens que cette région inspire moins de défiance & se prête à des contacts plus faciles & plus multipliés.

25. La faculté que possède la plaque muqueuse de se reproduire à toutes les époques de la syphilis secondaire fait de la vérole une menace incessante pour tout individu sain cohabitant avec une personne syphilitique. Une plaque surgit, dans la bouche ou ailleurs, & communique la syphilis au moment où, croyant tout danger disparu, on avait de part & d'autre cessé de prendre les précautions nécessaires pour l'éviter.

26. Accident toujours secondaire, la plaque muqueuse ne se transmet pas immédiatement dans son espèce. Au point inoculé se développe d'abord un chancre infectant, le plus souvent superficiel & médiocrement induré, de la forme dite *érosion chancreuse*.

27. Comme les éruptions cutanées, les plaques muqueuses peuvent servir de base au pronostic de la syphilis. Leur nombre, leur durée, leur siége, la fréquence de leurs récidives permettent généralement d'apprécier, pour chaque malade, le degré d'intensité de la diathèse.

28. Il importe beaucoup de tenir compte, comme élément de pronostic, non-seulement de la région qu'occupent les plaques muqueuses, mais encore des conditions d'excitation locale auxquelles leur développement peut être soumis.

29. L'habitude de fumer peut entretenir & reproduire pendant longtemps des plaques muqueuses sur les lèvres & dans la gorge de malades n'ayant qu'une syphilis faible ou de moyenne intensité. De même pour la vulve & la région anale, par suite d'excitations sexuelles ou par défaut de propreté.

30. Quand, plusieurs mois après une première poussée de plaques muqueuses, une nouvelle éruption se reproduit spontanément, c'est-à-dire sans aucune cause d'irritation locale, il y a lieu de craindre une syphilis grave ou de longue durée. Le pronostic est surtout fâcheux si l'éruption porte sur d'autres points que ceux qui ont été primitivement affectés.

31. Les plaques muqueuses qui occupent l'intervalle des orteils, le creux de l'ombilic, l'angle péno-scrotal, le pourtour des oreilles ou autres régions éloignées de leur siége habituel, indiquent généralement une syphilis d'une certaine gravité.

32. Des *ulcères* plus ou moins larges & profonds peuvent, sous l'influence de la syphilis secondaire, se produire d'emblée sur le tégument muqueux, c'est-à-dire, sans être précédés *in situ* d'aucune autre lésion appréciable.

33. Les ulcères syphilitiques des muqueuses sont, au même titre que ceux de la peau, un symptôme de mauvais augure. Toutefois leur gravité, comme signe pronostique, est subordonnée à la région qu'ils occupent, c'est-à-dire à la facilité plus ou moins grande avec laquelle celle-ci se prête au processus ulcératif.

34. La présence d'ulcérations secondaires sur les amygdales ou dans l'angle des mâchoires, derrière la dent de sagesse, ne prouve rien pour ou contre la gravité de la syphilis. Mais si des ulcères d'une certaine profondeur se montrent sur le dos de la langue, sur le scrotum, à la vulve ou autour de l'anus, le pronostic s'assombrit.

35. Chez beaucoup de syphilitiques, principalement chez les fumeurs, les lèvres & plus particulièrement les bords & la pointe de la langue, se couvrent de petites taches ou squames épithéliales, blanchâtres, opalines, au niveau desquelles la muqueuse est quelquefois fendillée ou légèrement ulcérée. Cette lésion a reçu le nom de *psoriasis muqueux*.

36. Comme le psoriasis cutané, le psoriasis muqueux est une affection des plus rebelles, surtout chez les individus qui ne peuvent se priver de fumer. On le voit, quoi que l'on fasse, se reproduire pendant des mois, des années entières,

alors que tous les autres symptômes syphilitiques ont depuis longtemps disparu.

37. Peu grave par lui-même, le psoriasis muqueux n'en est pas moins un accident fâcheux par l'inquiétude que sa ténacité fait naître chez la plupart des malades, qui voient en lui la persistance de leur diathèse, & la menace incessante de nouvelles manifestations.

38. Le psoriasis muqueux est généralement le signe & comme le dernier vestige d'une syphilis ancienne. Il est rare, en effet, que cet accident se montre isolément avant la deuxième année qui suit l'infection.

39. Il faut éviter de confondre avec le psoriasis muqueux syphilitique le psoriasis lingual d'origine dartreuse, reconnaissable à ses squames plus larges & plus épaisses, formant sur les bords & sur le dos de la langue des îlots irréguliers blanchâtres & crevassés en divers sens.

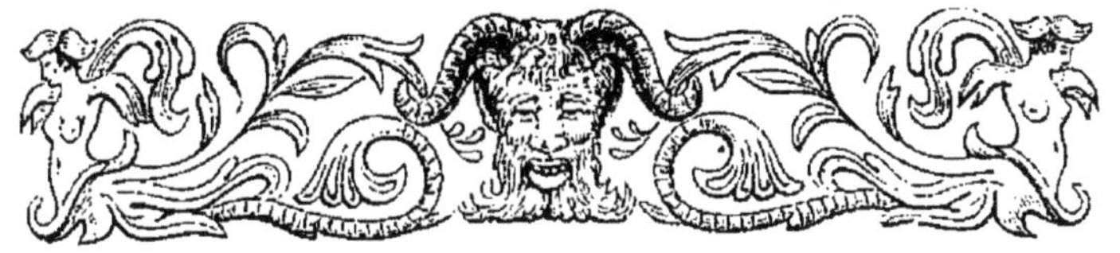

QUINZIÈME SECTION.

SYPHILIS TERTIAIRE.

ACCIDENTS TERTIAIRES.

Chez le plus grand nombre des malades, la syphilis, convenablement traitée, se borne aux éruptions de la peau & des muqueuses, dont l'ensemble constitue sa période dite secondaire. Dans quelques cas seulement, elle franchit cette limite & accomplit sa troisième phase, envahissant alors les tissus profonds, les os & les viscères.

2. La seconde période de la syphilis est ordinairement de quinze à dix-huit mois. Il n'est pas rare cependant de voir des malades chez qui les accidents secondaires se renouvellent à plusieurs reprises, pendant un temps beaucoup plus long, sans que jamais la syphilis prenne chez eux la forme tertiaire.

3. Aucun temps déterminé ne sépare la seconde

de la troisième période de la syphilis. Quelquefois ces deux périodes se succèdent immédiatement ou dans un très-court délai ; mais en général ce n'est qu'après plusieurs mois, & le plus souvent même après plusieurs années, que la syphilis tertiaire se manifeste.

4. Il peut arriver que la syphilis tertiaire ne se manifeste que vingt & même trente ans après la période secondaire, le malade ayant, pendant tout ce temps, présenté les apparences d'une santé parfaite.

5. Jamais la syphilis tertiaire ne se produit d'emblée, c'est-à-dire, sans avoir été précédée de quelques-uns des symptômes appartenant à la syphilis secondaire.

6. Contrairement au préjugé vulgaire, la curabilité de la syphilis, loin d'être l'exception, constitue la règle. La preuve en est donnée par le nombre relativement petit des individus chez qui la maladie parvient à sa période tertiaire.

7. Sauf de très-rares exceptions, la syphilis constitutionnelle ne se produit jamais deux fois chez le même individu ; mais cela ne prouve rien contre la curabilité de cette maladie. Autant vaudrait nier la curabilité de la variole, de la scarla-

tine, de la fièvre typhoïde, &c., qui, comme la syphilis, ne récidivent presque jamais.

8. Bien que la syphilis soit une maladie curable dans la plupart des cas, aucun signe particulier n'en révèle sûrement la guérison. L'art clinique ne fournit sur ce point que des probabilités.

9. Quand la période secondaire de la syphilis ne dépasse pas sa durée normale, c'est-à-dire quinze à dix-huit mois, & que les accidents par lesquels elle se manifeste vont en s'atténuant à mesure que la maladie s'éloigne de son début, il y a tout lieu de compter sur la guérison.

10. Si les accidents secondaires, bien que se prolongeant au delà de leur durée normale, n'augmentent pas d'intensité à mesure qu'ils vieillissent, on peut encore espérer la guérison. Mais il n'en est pas de même si ces accidents vont en s'aggravant : la syphilis tertiaire devient alors de plus en plus imminente.

11. Règle générale, la syphilis tertiaire a pour antécédents immédiats, plus ou moins rapprochés, des lésions secondaires de forme grave. Ce n'est que par exception qu'on la voit se produire à la suite d'accidents légers & fugaces. Dans ce

dernier cas, elle est ordinairement beaucoup plus tardive.

12. Une mauvaise hygiène, le chagrin, la misère, l'alcoolisme, toutes les causes, en un mot, qui tendent à affaiblir l'économie, favorisent le développement de la syphilis tertiaire. A ces conditions il faut encore ajouter, & mettre au premier rang, l'absence de tout traitement spécifique.

13. Certains auteurs ont prétendu que l'âge avancé est pour la syphilis une circonstance aggravante; « la vérole, a-t-on dit, n'aime pas les vieux, & se plaît, comme les femmes, à leur jouer de mauvais tours. » Rien ne justifie cette boutade humoristique. En fait, la syphilis ne paraît pas se montrer, chez les vieillards, plus sévère que pour ses favoris de vingt ans.

14. Il n'est pas rare de voir des individus jeunes, bien constitués, soumis à une hygiène irréprochable, arriver promptement à l'état tertiaire. L'omission ou l'insuffisance du traitement dès le début & dans les premiers temps de leur maladie suffit pour amener ce résultat.

15. Aucun fait clinique ou expérimental n'a jusqu'à présent démontré la contagiosité de la syphilis tertiaire. Il serait néanmoins imprudent, dans l'état actuel de la science, d'affirmer que

toutes les lésions de cet ordre sont, sous ce rapport, complétement inoffensives.

16. La régularité que l'on observe dans le mode de développement & de succession des symptômes secondaires de la syphilis n'existe pas pour les accidents de la période tertiaire.

17. La syphilis, dans sa période tertiaire, frappe comme au hasard, sans qu'il soit possible d'apercevoir aucun ordre, aucun enchaînement dans la série de ses manifestations.

18. Les divers accidents par lesquels se traduit la syphilis tertiaire peuvent être ramenés à deux types principaux, savoir : lésions humides ou à tendance ulcérative (*gommes* ou *tumeurs gommeuses*, *ulcères*, *caries*, *nécroses*, *&c.*) ; lésions sèches ou à tendance hyperplastique (*tumeurs fibreuses*, *périostoses*, *exostoses*, *&c.*).

19. Si quelques accidents tertiaires peuvent être reconnus à première vue, il en est beaucoup d'autres dont le diagnostic offre au clinicien de très-grandes difficultés. Telles sont principalement les affections syphilitiques dites viscérales.

20. La syphilis dite viscérale n'a pas de symptômes qui lui soient exclusivement propres. Trop souvent ce n'est qu'après la mort qu'il est pos-

sible de voir dans telle maladie du foie, du cœur, des reins, des poumons, du cerveau, &c., l'œuvre de la syphilis.

21. On soupçonne, on devine plutôt qu'on ne reconnaît, pendant la vie, la nature syphilitique d'une lésion interne, d'après les antécédents du malade, les symptômes concomitants, & surtout d'après les effets du traitement spécifique.

22. Aux difficultés de diagnostic que présente par elle-même la syphilis tertiaire, s'ajoutent fréquemment diverses circonstances propres à dérouter l'examen clinique : le manque de franchise de la part du malade, son âge, sa position sociale, &c. Que le médecin se tienne donc sur ses gardes, & qu'il n'oublie jamais que tous les hommes sont égaux devant la vérole :

> « ..... æquo pulsat pede pauperum tabernas
> Regumque turres. »

23. Tandis que la syphilis secondaire se distingue par la coexistence fréquente, sur un même sujet, de lésions multiples & polymorphes (roséole, plaques muqueuses, adénopathies cervicales, alopécie, croûtes du cuir chevelu, &c.), la syphilis tertiaire, sauf quelques exceptions, ne produit simultanément que des manifestations isolées ou peu nombreuses.

24. Parmi les lésions appartenant à la syphilis tertiaire, il en est une remarquable entre toutes, tant par ses caractères extérieurs que par son mode d'évolution : c'est la *gomme* ou tumeur gommeuse.

25. La gomme est à la syphilis tertiaire ce que la plaque muqueuse est à la syphilis secondaire, c'est-à-dire le produit le plus général & le plus caractéristique de cette période ultime de la diathèse.

26. Aucun élément anatomique spécial ne caractérise la gomme syphilitique : *prolifération du tissu conjonctif*, dépôt au milieu d'une gangue amorphe, finement granuleuse, de cellules embryonnaires, allongées ou fusiformes, le tout traversé par quelques vaisseaux, tel est le bilan de son histologie.

27. Par ses caractères histologiques, la gomme ressemble exactement au bourgeon charnu : impossible de les distinguer au microscope. Et pourtant quelle différence de l'une à l'autre ! Ici un agent réparateur, là un foyer de destruction.

28. Pour la gomme, ainsi que pour tant d'autres productions morbides vouées aujourd'hui au culte de l'histologie, c'est par l'examen clinique, par la vue & le toucher, & non sur le

porte-objet du microscope, qu'il faut chercher les caractères distinctifs de la lésion. Ici comme partout, en histoire naturelle, c'est la forme & non le fond qui fait l'espèce.

29. Deux phases ou périodes successives marquent l'évolution anatomique de la gomme : en premier lieu, tumeur solide, indolente, globuleuse ou légèrement aplatie, de consistance ferme, analogue à celle d'un ganglion ; plus tard, ramollissement central de la tumeur, dont les éléments se réduisent alors en une sorte de bouillie jaunâtre & visqueuse, comparable à une solution de gomme ou de gélatine.

30. Il peut arriver que la gomme syphilitique, malgré sa tendance au ramollissement, s'arrête à son premier stade, à son état de crudité. Après un temps plus ou moins long, la tumeur diminue peu à peu de volume, & finalement se dissipe par atrophie & résorption de ses éléments. Cette heureuse terminaison est rarement spontanée.

31. Quel que soit le mode de terminaison de la gomme syphilitique, par élimination ou par résorption lente de ses éléments, la portion de l'organe qu'occupait la tumeur est constamment détruite : différence capitale entre la gomme & la plaque muqueuse, qui toujours disparaît sans laisser de traces.

32. Les tumeurs gommeuses ont pour siége le plus commun l'épaisseur du derme, cutané ou muqueux, & le tissu cellulaire sous-jacent. Mais elles peuvent également se développer dans le tissu conjonctif des organes profonds, tels que les os, le foie, les reins, les testicules, le cœur, les poumons, le cerveau, &c., où elles constituent la plupart des lésions osseuses ou viscérales d'origine syphilitique.

33. Aux gommes de la peau & des muqueuses se rapportent l'éruption connue sous le nom de *syphilide tuberculeuse* & les *tubercules muqueux*. Les tubercules cutanés ou muqueux ne sont autre chose, en effet, que de véritables gommes, qui tantôt restent à l'état solide & se résorbent sans s'ouvrir, tantôt, au contraire, aboutissent à l'ulcération (*syphilide tuberculo-crustacée, serpigineuse ou perforante, ulcères profonds des muqueuses*).

34. Très-grave est le pronostic des gommes cutanées ou muqueuses de forme ulcérative. On peut les voir emporter une aile du nez, labourer la langue, détruire en tout ou partie le voile du palais, perforer la joue, la voûte palatine, ronger les cordes vocales & les cartilages du larynx, mutiler la vulve, le gland, le prépuce, &, dans tous les cas, laisser après elles de profondes & indélébiles cicatrices.

35. Un fait important à noter, & qui ajoute encore au danger que présentent les gommes de la peau ou des muqueuses, c'est leur début insidieux, leur indolence, leur aspect bénin, tant qu'elles restent à l'état solide. Trompé par ces apparences, le malade ne s'en préoccupe d'abord que médiocrement, & se prive ainsi des secours de l'art, jusqu'au moment où la tumeur se ramollit, s'ulcère & accomplit librement son œuvre de destruction.

36. Plus une gomme est précoce, plus sa marche est rapide & destructive. C'est aux gommes précoces que sont dus la plupart des épouvantables ravages produits par l'ulcération gommeuse.

37. Les *tumeurs fibreuses* ou *fibrômes* syphilitiques ne diffèrent en rien des autres tumeurs semblables d'origine commune. De même que les gommes, elles peuvent se produire partout où existe une trame de tissu conjonctif, c'est-à-dire dans presque tous les organes.

38. C'est principalement dans les muscles, les tendons, le périoste, la glande mammaire & le testicule que se développent les fibrômes syphilitiques. Ils sont surtout fréquents dans ce dernier organe, où ils constituent, soit isolément, soit de concert avec la gomme, l'affection connue sous les noms de *sarcocèle syphilitique* ou *testicule vénérien*.

39. Non moins dangereux que la gomme, le fibrôme syphilitique détermine également la destruction par atrophie des tissus normaux au milieu desquels il se développe; mais avec cette différence qu'au lieu de tendre au ramollissement, il s'indure de plus en plus *(sclérose syphilitique)*, soit qu'il se transforme en tissu cicatriciel, soit qu'il subisse la dégénérescence cartilagineuse ou même osseuse.

40. Après la peau & le tissu cellulaire sous-entamé, c'est le système osseux que la syphilis tertiaire envahit le plus fréquemment. Sous ce rapport, la syphilis se rapproche ici de la scrofule, laquelle n'a pas moins de tendance à porter son action sur les os & sur le périoste.

41. Toute lésion osseuse d'origine diathésique doit, chez un adulte, faire immédiatement soupçonner la syphilis ou la scrofule. Le problème se réduit donc à déterminer, d'après les caractères particuliers de la lésion & l'état général du sujet, laquelle de ces deux diathèses doit être mise en cause.

42. La périostite & l'ostéite de forme sèche ou plastique, d'où procèdent les tumeurs osseuses dites périostoses ou exostoses, sont presque toujours de nature syphilitique.

43. La nécrose & la carie que produisent la périostite & l'ostéite de forme humide ou suppurative ont chacune une valeur différente au point de vue du diagnostic : la nécrose, en effet, s'observe également dans la scrofule & dans la syphilis, tandis que la carie est le plus souvent d'origine scrofuleuse.

44. Un des symptômes les plus caractéristiques de la périostite & de l'ostéite syphilitiques est la douleur dite *ostéocope*. Ce symptôme appartient surtout aux formes sèches (périostoses & exostoses), dont il précède & accompagne le développement.

45. Dans la périostite & dans l'ostéite syphilitiques de forme suppurative, la douleur ostéocope fait ordinairement défaut. Elle est alors remplacée par la douleur vulgaire du phlegmon ou de l'abcès.

46. Les os plats & la diaphyse des os longs sont les parties du squelette que la syphilis attaque le plus souvent; la scrofule, au contraire, se fixe de préférence sur les os courts & aux extrémités spongieuses des os longs.

47. Les tumeurs blanches d'origine exclusivement syphilitique sont aussi rares, si même elles existent, que sont communes les tumeurs blanches de nature scrofuleuse.

48. En présence d'une lésion osseuse des cavités de la face & de la boîte crânienne (la carie des osselets de l'ouïe exceptée), c'est à la syphilis qu'il faut d'abord songer. A ce domaine privilégié de la syphilis tertiaire, s'ajoutent encore la partie moyenne du tibia, le sternum, la clavicule, le radius & l'extrémité inférieure du cubitus.

49. La syphilis frappe de préférence les parties les plus superficielles du squelette; très-rarement elle affecte les os profondément situés, tels que les vertèbres, le fémur, &c., ce qui établit encore une différence entre elle & la scrofule.

50. C'est principalement dans l'âge viril & dans la vieillesse que se produisent les manifestations de la syphilis tertiaire; la scrofule, au contraire, sévit surtout pendant l'enfance & dans la jeunesse.

51. Les lésions osseuses sont beaucoup moins fréquentes dans la syphilis infantile que dans celle des adultes.

52. Certaines tumeurs d'origine syphilitique (gommes ou tubercules de la langue, fibrômes du sein, du testicule, &c.) peuvent ressembler extérieurement à des tumeurs cancéreuses, au point de tenir en échec le jugement des praticiens les plus habiles dans l'art du diagnostic.

53. En présence d'une tumeur de nature douteuse, & dont l'ablation paraît nécessaire, il est toujours prudent, avant de se décider à une opération, d'*essayer* le mal au moyen de l'iodure de potassium. Que de fois ce puissant remède, véritable pierre de touche de la syphilis tertiaire, n'a-t-il pas remplacé le couteau du chirurgien!

54. Sans prétendre avec certains auteurs que la syphilis soit capable de produire la plupart des maux qui affligent l'humanité, on ne saurait cependant nier que, parvenue à sa dernière période, elle n'exerce sur l'ensemble de l'organisme une action délétère, dont les effets échappent à toute prévision.

55. « *Cum videbis morbum quempiam remediis vulgaribus non curari, putabis morbum gallicum esse.* » Et en pensant à la syphilis, peut-être obtiendrez-vous une guérison jusqu'alors inespérée!

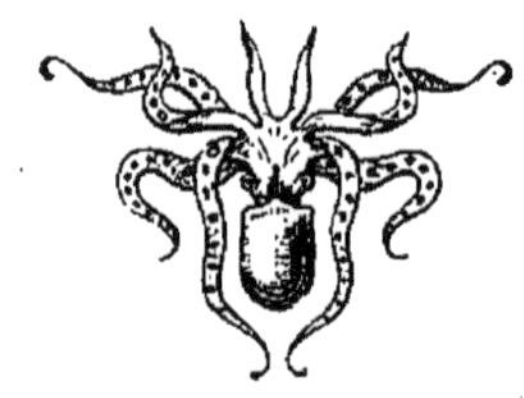

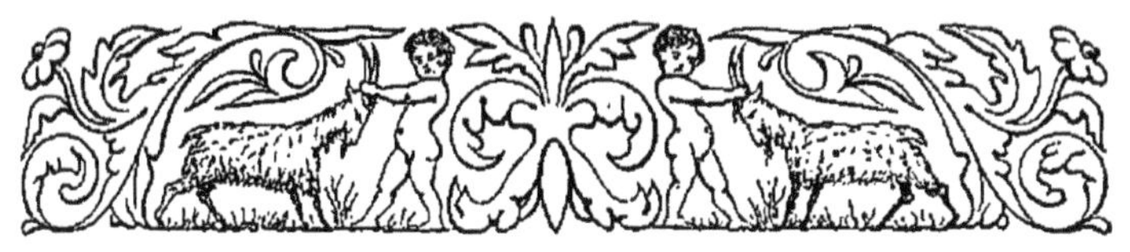

SEIZIÈME SECTION.

SYPHILIS HÉRÉDITAIRE.

La syphilis constitutionnelle est transmissible par hérédité; mais il faut distinguer avec soin, dans ce mode de transmission, le rôle du père de celui de la mère, ces deux rôles étant loin d'avoir une influence égale.

2. Il est extrêmement rare, si même le fait existe, qu'un père syphilitique engendre un enfant vérolé, lorsque la mère n'a pas été elle-même préalablement infectée.

3. La très-petite proportion des enfants qui apportent la syphilis en naissant, comparée au grand nombre des hommes qui se marient après avoir subi la vérole, prouve, en toute évidence, que la transmission héréditaire de la syphilis par l'influence exclusive du père est un fait au moins exceptionnel.

4. Si la transmission héréditaire de la syphilis par l'influence exclusive du père est un fait exceptionnel, l'infection du fœtus par la mère est, au contraire, la règle générale.

5. Toute femme qui, avant de devenir mère, a contracté la syphilis, & qui, pendant sa grossesse, en a présenté les symptômes secondaires, engendre fatalement un enfant vérolé, alors même que le père serait indemne de toute infection syphilitique. Un traitement énergique & commencé à temps peut seul conjurer cette fatalité.

6. La transmission héréditaire de la syphilis par l'influence exclusive de la mère peut encore avoir lieu, bien que celle-ci, affectée d'une syphilis ancienne & devenue latente, n'en ait offert aucun symptôme extérieur, ni au moment de la conception, ni durant sa grossesse.

7. Une femme ayant contracté la syphilis après la conception peut encore la transmettre à son enfant. Cette transmission est d'autant plus à craindre que l'infection de la mère a eu lieu à une époque moins avancée de sa grossesse.

8. Contrairement à l'opinion émise par quelques auteurs, il n'arrive jamais qu'un homme atteint de syphilis & cohabitant avec une femme enceinte communique directement sa maladie au fœtus,

c'est-à-dire, sans avoir auparavant infecté la mère. Les conditions anatomiques de la vie fœtale rendent ce fait impossible.

9. On a dit que la syphilis pouvait être transmise du père à la mère par l'intermédiaire du fœtus, infecté dès le moment de la conception. Théoriquement, ce mode de transmission (l'hérédité paternelle étant admise) ne paraît point impossible ; mais les faits sur lesquels on a voulu l'établir ne sont ni assez nombreux ni assez concluants pour fixer ce point d'étiologie.

10. La syphilis constitutionnelle est héréditairement transmissible à toutes ses périodes.

11. Un préjugé vulgaire attribue à la syphilis tertiaire le pouvoir d'engendrer la scrofule, en passant du père ou de la mère à l'enfant. Aucun fait certain n'a encore établi la réalité de cette prétendue métamorphose diathésique.

12. La syphilis tertiaire ne se transforme pas plus en scrofule par l'hérédité que la scrofule ne se change elle-même en syphilis. Comme toutes les autres maladies héréditaires, chacune d'elles se transmet dans son espèce.

13. Plusieurs maladies constitutionnelles peu-

vent coexister chez un même individu; mais jamais on ne les voit se substituer l'une à l'autre.

14. Bien que la syphilis ait le pouvoir de se transmettre héréditairement à toutes ses périodes, la procréation d'enfants syphilitiques est d'autant moins à craindre que la maladie, chez les parents, est plus éloignée de son début.

15. C'est généralement sur les premiers produits que la syphilis héréditaire sévit avec le plus de force. On observe même le plus souvent qu'une femme syphilitique, après avoir procréé deux ou trois enfants diathésés, donne ensuite le jour à des êtres bien portants.

16. On voit quelquefois un enfant sain naître des mêmes parents, entre deux enfants syphilitiques; ce qui montre que l'hérédité de la syphilis peut, comme la maladie elle-même, être soumise à des trêves plus ou moins longues, dont la cause nous échappe entièrement.

17. Aucun fait authentique n'a jusqu'à présent démontré que la syphilis transmise par hérédité puisse, comme le font la scrofule, la dartre, la goutte, la tuberculose & quelques autres maladies constitutionnelles, sauter une génération.

18. Certains individus, en petit nombre, parais-

sent être naturellement réfractaires à la syphilis. Cette heureuse immunité ne peut évidemment tenir qu'à des conditions héréditaires.

19. La syphilis héréditaire se présente sous deux formes distinctes : la syphilis *intra-utérine* ou *fætale*, ainsi nommée parce qu'elle frappe le produit dans le sein maternel, & la syphilis *extra-utérine* ou *infantile*, laquelle ne se développe chez l'enfant qu'un certain temps après la naissance.

20. Presque toujours la syphilis intra-utérine est mortelle pour le fœtus, qui le plus souvent même succombe & est expulsé longtemps avant le terme de la grossesse.

21. Quand, par exception, la syphilis intra-utérine permet au fœtus d'arriver vivant & à terme, il est facile de la reconnaître à l'aspect particulier que présente l'enfant dès sa naissance. Pâle, flétri & couvert de rides, il ressemble, comme on l'a dit, à un petit vieillard : « *Jam fatalem typum insculpsit senectus maxime precox!* »

22. Indépendamment de l'aspect sénile qu'apportent en naissant les enfants atteints de syphilis intra-utérine, on remarque chez quelques-uns des bulles de pemphigus, des ulcérations, des plaques muqueuses, des pustules d'ecthyma. Tous sont voués à une mort prochaine, résultat fatal des

lésions internes, dont ils sont en même temps affectés.

23. L'avortement que l'on observe si fréquemment chez les femmes syphilitiques peut uniquement dépendre de la maladie de la mère; mais en général cet accident est la conséquence de la mort du fœtus.

24. Dans la syphilis extra-utérine ou infantile, la plus commune des deux formes de la syphilis héréditaire, l'enfant vient au monde avec toutes les apparences de la santé. Rien dans son habitude extérieure ne révèle la maladie dont il porte le germe, & dont les redoutables symptômes ne tarderont pas cependant à éclater.

25. Règle générale, c'est du quinzième jour au troisième mois après la naissance que se manifeste la syphilis infantile. A partir du quatrième mois, la maladie, déjà fort rare, devient de moins en moins probable à mesure que l'enfant avance en âge.

26. Lorsqu'un enfant pour lequel il y avait lieu de craindre une syphilis héréditaire est parvenu à un an sans présenter aucune manifestation syphilitique, on peut être à peu près certain qu'il a échappé à l'infection. Après deux ans, tout danger a disparu.

27. Il est très-important de ne pas confondre la syphilis héréditaire avec la syphilis acquise, laquelle peut être communiquée à un enfant soit par sa nourrice, soit par toute autre personne affectée de syphilis primitive ou secondaire.

28. Chez l'enfant comme chez l'adulte, la syphilis acquise a toujours un chancre pour point de départ; dans la syphilis héréditaire, le chancre fait constamment défaut. La présence d'un chancre infectant chez un enfant prouve donc d'une manière irrécusable que la syphilis lui a été transmise après sa naissance.

29. Tour à tour admise & rejetée par les auteurs, l'infection de l'enfant par le lait d'une nourrice syphilitique est encore un sujet de doute.

30. Du vaccin pris sur un sujet syphilitique & inoculé à un individu sain peut lui communiquer à la fois la vaccine & la syphilis. A la pustule vaccinale succède *in situ* le chancre infectant, après lequel se développent, dans le délai normal, les accidents secondaires.

31. Toutes les fois que, chez un enfant âgé de plus de quatre mois, on verra se produire des accidents syphilitiques, on sera en droit de soupçonner, avec grandes chances d'être dans le vrai, que ces accidents sont le fait d'une syphilis

acquise. Si l'enfant a plus de deux ans, aucun doute à cet égard ne saurait subsister.

32. Ce qui distingue surtout la syphilis héréditaire de la syphilis acquise, c'est le développement rapide & la forme aiguë de ses symptômes.

33. La syphilis héréditaire offre, en quelque sorte, le résumé synoptique des lésions constitutionnelles de tout ordre & de tout âge dont se compose la syphilis des adultes.

34. Dans la syphilis des adultes, ce sont les syphilides sèches ou plastiques (roséole, papules, squames), que l'on observe le plus fréquemment; dans la syphilis infantile, ce sont au contraire les éruptions de forme humide (bulles, pustules, ulcérations) qui prédominent.

35. De tous les symptômes de la syphilis infantile, le plus commun & en même temps le plus caractéristique est la plaque muqueuse.

36. Les plaques muqueuses des nouveau-nés ont une grande tendance à s'ulcérer, notamment aux lèvres, à la vulve & autour de l'anus. Fréquemment on les voit, dans cette dernière région, se grouper en grand nombre & former, en s'ulcérant, de vastes plaies, dont la guérison est toujours très-difficile à obtenir.

37. Produit d'une intoxication profonde, la syphilide bulleuse connue sous le nom de *pemphigus* des nouveau-nés peut être considérée comme un arrêt de mort pour la plupart des enfants qui en sont atteints.

38. Parmi les lésions qui appartiennent plus spécialement à la syphilis héréditaire, il faut mettre en première ligne le *coryza*, accident très-commun & en même temps des plus dangereux, non-seulement par les altérations locales qui peuvent en résulter, mais encore par l'obstacle mécanique qu'il apporte à l'allaitement.

39. Les lésions viscérales qui, chez l'adulte, ne se produisent que d'une manière exceptionnelle & seulement dans la période ultime de la vérole, sont très-fréquentes dans la syphilis héréditaire. Elles ont pour siéges d'élection le foie, le thymus & les poumons.

40. Constamment mortelle pour le fœtus, la syphilis héréditaire, alors même qu'elle ne frappe l'enfant qu'après sa naissance, est toujours une maladie des plus graves, contre laquelle les efforts de l'art ne sont que trop souvent impuissants.

41. La syphilis héréditaire est éminemment contagieuse.

42. Comme la syphilis acquise, la syphilis hé-

réditaire, en se transmettant, produit d'abord un chancre, qui généralement est le point de départ d'une infection constitutionnelle de forme grave.

43. Un individu qui a eu la syphilis désire se marier... Le médecin, appelé à donner son avis sur cette grave question, ne saurait apporter trop de soin dans l'examen des circonstances propres à éclairer son jugement. Qu'il n'oublie pas que sa responsabilité est ici en jeu, &, avec elle, un intérêt social de premier ordre.

44. Le chancre le plus mou, le plus simple en apparence, peut être néanmoins suivi des symptômes généraux de la syphilis. De là la nécessité d'ajourner le mariage *à six mois* au moins après tout accident de ce genre, si léger qu'il soit ou qu'il paraisse être.

45. Après une syphilis légère ou de moyenne force, le mariage, s'il s'agit d'un homme, peut être généralement permis ; mais à la condition que la maladie ait suivi dans son cours une marche régulièrement décroissante, & qu'*une année au moins se soit écoulée depuis la disparition du dernier symptôme*.

46. Nul ne peut dire si telle syphilis, supposée guérie, n'existe pas encore à l'état latent. Cepen-

dant quand une année s'est écoulée sans qu'aucun symptôme se soit produit de nouveau, la guérison devient tellement probable, qu'il y aurait, pour la société, plus de dommage que de profit à interdire le mariage en pareil cas.

47. S'il est vrai que certaines syphilis, qui d'abord n'avaient donné lieu qu'à des symptômes légers, peuvent reparaître après plusieurs années sous des formes graves, ce fait est néanmoins exceptionnel. Le prendre comme prétexte pour vouer indistinctement au célibat tous les syphilitiques serait donc faire preuve d'une pusillanimité excessive & sans raison.

48. L'influence prépondérante de la mère dans l'hérédité de la syphilis commande au médecin, relativement au mariage, une sévérité beaucoup plus grande pour la femme que pour l'homme. Le mieux serait peut-être d'en détourner toute femme qui a eu la syphilis, à une époque & à un degré quelconques.

49. Dans tous les cas de syphilis graves, ayant donné lieu, malgré le traitement, à de fréquentes récidives, marquées chaque fois par des symptômes de plus en plus profonds & tenaces, le mariage doit être absolument interdit. Aucune transaction de la part du médecin n'est ici possible, si pressants que soient les motifs ou les intérêts qui sollicitent le malade à se marier.

50. Les eaux minérales sulfureuses peuvent remettre en évidence une syphilis latente; mais cet effet n'est pas constant. Il y aurait donc danger, dans une question de mariage, à considérer l'action négative de ces eaux comme une preuve certaine de guérison.

51. Quelque rassurantes que soient les apparences de guérison d'après lesquelles on croira pouvoir permettre le mariage à un individu qui a eu autrefois la syphilis, il est toujours prudent de le soumettre, *ante nuptias*, à un nouveau traitement spécifique. Deux ou trois mois de médication mixte, c'est-à-dire mercurielle & iodurée, devront lui être prescrits.

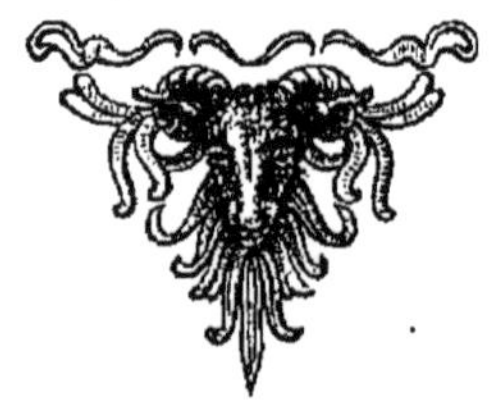

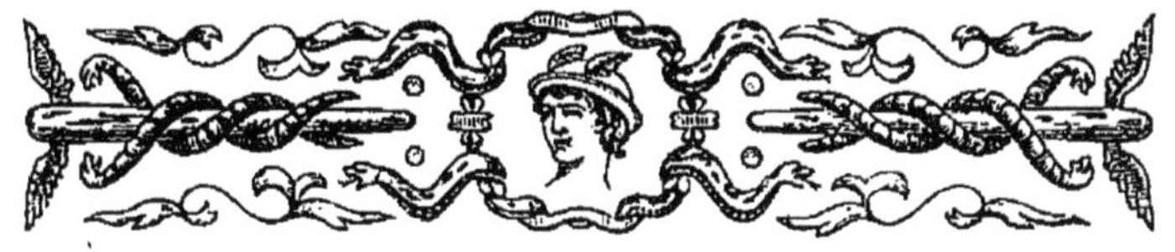

DIX-SEPTIÈME SECTION.

SYPHILIS CONSTITUTIONNELLE.

TRAITEMENT.

BIEN qu'il soit aujourd'hui démontré que la syphilis, dans quelques cas de forme bénigne, puisse se guérir spontanément, l'expectation, en présence d'une telle maladie, doit être considérée comme une grave imprudence.

2. Si légère qu'elle puisse paraître dans ses formes initiales, la syphilis, abandonnée à elle-même, est une maladie dont l'avenir est toujours menaçant. Rien n'est donc à négliger de ce qui peut en conjurer les périls : « *Si tu ne crains pas Dieu, crains la vérole!* »

3. Deux médicaments forment la base du traitement général de la syphilis : le mercure & l'iodure de potassium.

4. Administré avec prudence & à la dose quotidienne strictement nécessaire pour guérir la syphilis, le mercure est un agent complétement inoffensif.

5. Pour le mercure, comme pour toutes les autres substances douées d'une action puissante sur l'organisme, c'est la dose qui fait le poison. Un grain d'opium procure un sommeil bienfaisant, un gramme donne la mort.

6. Le mercure cesse d'agir contre la syphilis dès qu'on le donne à une dose assez élevée pour en obtenir des effets morbides. Son pouvoir thérapeutique ne s'exerce donc qu'en deçà de la limite où il devient dangereux.

7. Il est d'usage dans le monde d'accuser les remèdes des effets produits par le mal : *post hoc, ergo propter hoc*. De là cet effroi du mercure répandu parmi les malades, & si habilement exploité à leurs dépens par le charlatanisme.

8. Le tremblement, la paralysie, la démence & autres accidents nerveux attribués au mercure ne peuvent résulter que d'une longue & profonde intoxication, que ne saurait produire le traitement de la syphilis, tel qu'il est aujourd'hui pratiqué. Ces accidents ne s'observent, en effet, que chez certains ouvriers obligés par leur profession à

vivre dans un milieu constamment chargé de vapeurs mercurielles.

9. L'ostéite, qui parfois succède à la stomatite mercurielle, est la seule lésion de ce genre que l'on puisse rapporter au mercure, & encore n'en est-il que la cause indirecte ou secondaire. Jamais ce médicament n'agit d'emblée sur le système osseux.

10. Quelques auteurs ont accusé le mercure de tuer les spermatozoïdes &, par suite, de rendre impuissant. Le microscope n'a point justifié cette accusation, contre laquelle protestent, chaque jour, la plupart de nos jeunes clients, impatients de rompre l'abstinence que leur impose la maladie ou la crainte de la communiquer.

11. On a cru pendant longtemps que la stomatite mercurielle était utile, indispensable même à la guérison de la syphilis; la salivation qu'elle provoque était considérée comme un exutoire nécessaire pour débarrasser l'organisme du poison vénérien... Erreur funeste, dont l'observation moderne a heureusement fait justice!

12. Non-seulement la stomatite mercurielle est inutile, mais elle est encore essentiellement nuisible à la curation de la syphilis. Il faut donc, loin de la provoquer comme faisaient les anciens, chercher autant que possible à la prévenir.

13. Si, malgré les précautions prises pour éviter la stomatite, celle-ci vient à se déclarer, il faut immédiatement supprimer le mercure & lui substituer le chlorate de potasse, auquel on associera la limonade citrique, les oranges, le cresson ou autres végétaux antiscorbutiques.

14. Le mercure guérit les accidents secondaires de la syphilis, mais il ne les prévient pas.

15. Toutes les fois que le mercure a paru empêcher, dans le délai normal, le développement des accidents secondaires, c'est que ces accidents ne devaient pas se produire. On peut être certain qu'il y a eu erreur de diagnostic sur la nature du chancre qui avait motivé le traitement.

16. Si le mercure n'a pas le pouvoir d'entraver l'évolution normale de la syphilis secondaire, il a du moins pour effet d'en atténuer les symptômes & d'en abréger la durée. Aussi convient-il de le prescrire le plus tôt possible, c'est-à-dire dès que l'induration chancreuse & la pléïde ganglionnaire sont assez développées pour ne laisser aucun doute sur le diagnostic.

17. Guérir les accidents secondaires de la syphilis n'est pas le seul but que doit se proposer le médecin; il faut encore qu'il songe à prévenir les manifestations bien autrement redoutables de la période tertiaire.

18. Malgré toutes les attaques, sincères ou intéressées, dont le mercure a été de tout temps l'objet, il reste acquis à la science que le plus sûr moyen de conjurer la syphilis tertiaire est de commencer le traitement de la maladie *ab initio*, le plus près possible du début de l'infection : « *principiis obsta!* »

19. Réserver l'emploi du mercure aux seuls cas de syphilis débutant sous une forme grave est une pratique dangereuse, que condamnent à la fois l'expérience & la logique. Qui peut le plus peut le moins : si le mercure guérit la syphilis grave, à plus forte raison la guérira-t-il quand elle est bénigne.

20. L'effet curatif du mercure dépend beaucoup plus de la durée du traitement que de la quantité du remède absorbé. Il faut donc en réduire la dose quotidienne au minimum rigoureusement nécessaire pour guérir le mal, sans nuire à l'économie.

21. De tous les composés hydrargyriques employés dans le traitement de la syphilis, le meilleur est le bichlorure de mercure, vulgairement connu sous le nom de sublimé.

22. Seul le sublimé permet de guérir la syphilis secondaire, même dans ses formes les plus graves,

avec une dose journalière de mercure assez petite pour qu'aucun accident sérieux ne puisse en résulter, ni dans le présent ni dans l'avenir.

23. Le bichlorure de mercure ne produit que très-rarement la stomatite. Sous ce rapport, il est donc de beaucoup préférable au proto-iodure, que peu de malades peuvent supporter sans être promptement atteints, du côté des gencives, d'accidents souvent plus pénibles que ceux de la syphilis elle-même.

24. Pris à faible dose (2 à 3 centigrammes par jour), ainsi qu'il convient de le prescrire dans le traitement de la syphilis, le sublimé, loin de nuire à l'économie, exerce, au contraire, une influence favorable sur la nutrition.

25. C'est toujours par la bouche qu'il faut administrer le sublimé, soit en pilules, soit en solution étendue (liqueur de Van Swieten). Le mieux est de le donner à jeun ; mais on peut, sans nuire à son action, le faire prendre aux repas, dans le cas où l'estomac vide ne le supporterait que difficilement.

26. Appliquées au traitement de la syphilis par le sublimé, les injections hypodermiques sont mauvaises & dangereuses : mauvaises, en ce sens qu'elles imposent au malade un traumatisme inu-

tile; dangereuses par les accidents locaux qui peuvent en résulter.

27. Un homme, pour entrer dans sa demeure dont la porte est ouverte, perce un trou dans le mur : ainsi fait le médecin qui, pour introduire du sublimé dans l'organisme, l'injecte sous la peau.

28. Dans les cas, relativement rares, où le mauvais état des voies digestives ne permet d'y introduire aucune préparation mercurielle, il faut avoir recours aux frictions napolitaines. Ce genre de médication, dont on a jadis tant abusé, exige beaucoup de prudence dans son emploi, en raison de la facilité avec laquelle il détermine la stomatite.

29. Diverses substances, telles que les chlorures d'or, d'argent & de platine, le bichromate de potasse, l'arsenic, &c., ont été successivement proposées comme succédanées du mercure. Mais aucune d'elles ne vaut à beaucoup près ce dernier, qui est resté & restera le spécifique par excellence de la syphilis secondaire.

30. Le mercure, si puissant contre les accidents précoces de la période secondaire, perd de son pouvoir à mesure que la syphilis vieillit. Mais alors se présente, pour le soutenir & achever son

œuvre, un autre médicament, l'iodure de potassium.

31. Peu marquée au début de la syphilis, l'action curative de l'iodure de potassium devient d'autant plus efficace, que la maladie se rapproche davantage de sa période ultime.

32. Si le mercure est le spécifique de la syphilis secondaire, l'iodure de potassium ne lui cède en rien contre la syphilis tertiaire. Il en est, lui aussi, le plus puissant modificateur, le spécifique par excellence.

33. Grâce à l'iodure de potassium, la curabilité de la syphilis tertiaire, qui jadis était l'exception, est aujourd'hui devenue la règle.

34. L'iodure de potassium n'a pas seulement le pouvoir de guérir la syphilis tertiaire; il partage encore avec le mercure l'heureux privilége d'en empêcher le développement.

35. C'est généralement vers le quatrième mois de l'infection syphilitique qu'il convient de commencer le traitement ioduré; on l'associe d'abord au traitement mercuriel, pour le continuer ensuite isolément, après que les symptômes secondaires ont disparu.

36. Contre les accidents secondaires précoces, le mercure seul est suffisant; mais s'il s'agit de combattre certains accidents secondaires tardifs, tels que l'ecthyma, le rupia, l'impétigo, &c., il devient utile de joindre au mercure l'iodure de potassium.

37. L'action préventive de l'iodure de potassium contre la syphilis tertiaire sera d'autant plus certaine que le malade aura été plus longtemps soumis à l'usage du médicament. Six mois de traitement, à la dose moyenne d'un gramme par jour, sont au moins nécessaires pour en assurer l'effet prophylactique.

38. Suivant quelques auteurs, l'iodure de potassium n'agirait contre la syphilis tertiaire qu'à la condition d'avoir été immédiatement précédé d'un traitement mercuriel : c'est une erreur. En présence d'une lésion franchement tertiaire, l'iodure de potassium est le premier médicament auquel il faut aussitôt recourir.

39. Le point essentiel dans le traitement curatif de la syphilis tertiaire est de porter rapidement la dose du remède au maximum nécessaire pour en obtenir un effet prompt & décisif. La gravité du mal ne permet pas ici de temporiser.

40. Peu d'accidents tertiaires, quand le traite-

ment en est commencé à temps, résistent plus de quatre ou cinq semaines à l'administration soutenue de trois à six grammes par jour d'iodure de potassium.

41. Parmi les effets physiologiques que peut produire, même à faible dose, l'iodure de potassium, il en est deux que l'on évite rarement : le coryza & l'acné.

42. C'est par les voies urinaires que l'iodure de potassium est en grande partie éliminé. Cette élimination se traduit, chez certains malades, par des douleurs lombaires & par une excitation plus ou moins vive du col vésical, ce qui explique le mauvais effet du traitement ioduré dans la blennorrhagie de l'urèthre.

43. Pris à haute dose, l'iodure de potassium diminue la plasticité du sang, circonstance dont il importe de tenir compte, quand il s'agit de l'administrer à des malades que leur âge avancé ou leur constitution prédispose aux hémorrhagies internes.

44. A faible dose, l'iodure de potassium, loin de diminuer le volume des organes & de faire maigrir, est plutôt un engrais pour l'économie; il excite l'appétit en même temps qu'il augmente la puissance d'assimilation.

45. L'iodure de potassium a été accusé de produire à la longue l'atrophie des glandes, particulièrement des testicules & de la mamelle : cette opinion est entièrement erronée. L'iodure de potassium n'exerce aucune action de ce genre ni sur les glandes, ni sur aucun autre organe à l'état normal.

46. Il est souvent utile, dans le traitement de la syphilis, d'associer au mercure & à l'iodure de potassium quelques autres médicaments, dont le choix est naturellement subordonné à l'état particulier de chaque malade : tels sont les ferrugineux, les boissons amères & toniques, les sirops de gaïac, de squine ou de salsepareille, le soufre, l'arsenic, &c.

47. Les composés arsenicaux (liqueur de Fowler, arséniates de soude & de potasse) sont particulièrement indiqués, comme adjuvants du mercure & de l'iodure de potassium, chez les syphilitiques entachés de la diathèse dartreuse, laquelle tend à imprimer à la syphilis un surcroît de gravité.

48. Quelque héroïques que soient contre la syphilis le mercure & l'iodure de potassium, il est des cas, heureusement fort rares, contre lesquels ils demeurent impuissants. Le mal persiste & fait d'incessants progrès, qui peu à peu conduisent

l'organisme à cet état de dépérissement que l'on a désigné sous le nom de *cachexie syphilitique*.

49. Dans tous les cas de syphilis invétérée, contre lesquels ont échoué les spécifiques, c'est à la thérapeutique générale qu'il faut avoir recours. Ainsi le quinquina, les ferrugineux, les antiscorbutiques, l'hydrothérapie & surtout les eaux minérales sulfureuses peuvent encore rendre d'importants services.

50. Indépendamment de la médication interne dirigée contre la diathèse, la plupart des accidents syphilitiques exigent un traitement local. Le mercure & l'iode sont encore les agents principaux de ce traitement : le mercure contre les accidents secondaires ou tertiaires de forme sèche; l'iode contre les ulcérations ou autres lésions de forme humide ou suppurative.

51. Par l'altération qu'elle fait subir au fluide nourricier, la syphilis tend à affaiblir l'organisme. Il faut donc prescrire aux malades un régime de vie suffisamment tonique pour neutraliser ou tout au moins pour contre-balancer cette action dépressive de la diathèse.

52. Tous les soins hygiéniques que l'on recommande aux scrofuleux conviennent également aux syphilitiques : habitation sèche & bien aérée,

chauds vêtements, exercice modéré, viandes rôties, vin de Bordeaux, &c. Le café peut être permis ; mais il faut éviter les liqueurs fortes, ou du moins n'en prendre qu'en très-faible quantité.

53. Rien n'est plus contraire à la guérison de la syphilis que le chagrin & le découragement. De là pour le médecin le devoir de rassurer ceux de ses malades qui s'abandonnent à des craintes exagérées, devoir d'autant plus facile à remplir qu'il n'impose le plus souvent aucun sacrifice à la vérité.

54. L'hygiène morale n'est pas moins utile aux malades affectés de syphilis que l'hygiène physique. Le médecin devra donc non-seulement s'efforcer de calmer leurs craintes, mais encore leur prescrire toutes les distractions capables d'affranchir leur esprit de cette énervante obsession.

55. Aucun signe n'indiquant d'une manière certaine la guérison de la syphilis, le médecin n'a d'autre guide que son expérience personnelle pour fixer le moment où il convient, pour tel ou tel malade, de cesser le traitement antisyphilitique.

56. Règle générale, il faut continuer le traitement spécifique de la syphilis non-seulement pendant toute la durée des accidents, mais encore

après que tout symptôme a disparu, & pendant un temps d'autant plus long que la maladie se sera produite sous une forme plus grave. Si vous voulez vaincre le mal, soyez plus patient que lui.

57. Dans les syphilis faibles ou de moyenne intensité, quinze à dix-huit mois de traitement sont généralement nécessaires pour obtenir une guérison sur laquelle on puisse compter. Quant aux syphilis graves, il est impossible d'assigner un terme à leur traitement.

58. L'état de grossesse, loin de contre-indiquer le traitement antisyphilitique, doit au contraire être regardé comme un motif de plus, & un motif pressant, de l'administrer. Plus tôt vous guérirez la mère, plus nombreuses seront les chances de préserver le fœtus.

59. Rien ne prouve que le mercure, pris à dose médicamenteuse, provoque l'avortement; il serait plus vrai de dire qu'il en est le préservatif, puisqu'en guérissant la syphilis, il en supprime une des causes les plus puissantes.

60. Sauf quelques modifications commandées par l'âge des malades, le traitement de la syphilis infantile, héréditaire ou acquise, est le même que pour les adultes.

61. Le sublimé dissous dans du lait, à la dose de quelques milligrammes, est la meilleure préparation mercurielle que l'on puisse prescrire à un enfant syphilitique. Mais il faut, durant ce traitement, surveiller avec soin l'état du tube digestif, & recourir aux frictions napolitaines dès l'apparition du plus léger symptôme d'irritation gastro-intestinale.

62. La syphilis héréditaire résumant en elle, & sans distinction chronologique, les diverses périodes de la syphilis des adultes, il convient de lui opposer dès son début, concurremment avec les mercuriaux, l'iodure de potassium.

63. Pour l'enfant, plus encore que pour l'adulte, une bonne hygiène est la première condition de succès dans le traitement de la syphilis : air pur, propreté extrême, exercice modéré, température douce & uniforme, &c.

64. Le froid est le plus grand ennemi de la première enfance. Si l'hygiène prescrit d'en garantir le mieux possible tous les nouveau-nés, à plus forte raison faut-il y soustraire ceux dont l'existence est menacée par la diathèse syphilitique.

65. Déjà très-dangereuse par elle-même, la syphilis infantile acquiert encore un surcroît de

gravité par les difficultés qu'apporte dans l'allaitement & dans l'application des moyens thérapeutiques la nécessité de soustraire à la contagion les personnes chargées du soin de l'enfant.

66. L'enfant syphilitique ne doit avoir d'autre nourrice que sa mère. Le sein maternel faisant défaut, l'allaitement artificiel, soit au biberon, soit à l'aide d'une chèvre, est le seul que le médecin puisse conseiller.

67. Confier un enfant syphilitique à une nourrice saine, c'est vouer celle-ci, supposé qu'elle fasse son devoir, à une contagion inévitable, & créer ainsi un nouveau foyer d'infection, dont le rayonnement peut s'étendre, dans le présent & dans l'avenir, à un nombre incalculable d'individus. C'est semer volontairement la vérole.

FORMULAIRE
MAGISTRAL
POUR LE TRAITEMENT
DES MALADIES VÉNÉRIENNES.

CHAPITRE PREMIER.

TRAITEMENT DE LA BLENNORRHAGIE.

I.

BLENNORRHAGIE ET BLENNORRHÉE URÉTHRALES.

Injections abortives.

L'AZOTATE d'argent, à dose légèrement caustique, est le seul médicament qui convienne pour ce genre d'injections.

Eau distillée.		30 gr.
Azotate d'argent. .	50 centigr.	à 1 gr.

Ces injections doivent être faites avec la seringue à jet récurrent [1], de manière à ne cautériser que la partie antérieure de l'urèthre, dans l'étendue de cinq à six centimètres. Il y aurait danger à les pousser plus profondément.

Injections astringentes.

Un grand nombre de substances servent à préparer ces injections. Les plus usuelles sont le sulfate de zinc, le sulfate de cuivre, l'azotate d'argent, le tannin & ses composés.

Comme véhicules, on emploie généralement l'eau distillée simple, l'eau de rose ou l'eau de copahu.

Eau de copahu. . . . . 125 gr.
Sulfate de zinc. . . . . 20 à 50 centigr.

Eau de rose . . . . 125 gr.
Sulfate de cuivre ou pierre divine. 5 à 20 centigr.

Eau distillée . . . . 125 gr.
Azotate d'argent . . . . 5 à 10 centigr.

Eau de rose . . . . 125 gr.
Tannin . . . . 25 centigr. à 1 gr.

On peut, suivant les indications, modifier ces formules, en y ajoutant du laudanum, du chlor-

1. Voyez mon *Traité des maladies vénériennes*, page 65.

hydrate de morphine, du sulfate d'atropine, du cachou, &c. Les injections suivantes sont plus particulièrement indiquées dans la période de déclin de l'uréthrite aiguë & dans la blennorrhée.

Eau distillée . . . . 125 gr.
Teinture d'iode . . . . 15 à 20 gouttes.

Eau distillée . . . . 125 gr.
Perchlorure de fer . . . . . 20 à 30 centigr.

Vin rouge du Midi . . . . 125 gr.
Extrait d'opium . . . 50 centigr. à 1 gr.

Eau de rose . . . . 125 gr.
Sulfate de zinc . . . . 50 centigr.
Acétate de plomb . . . . 50 centigr.
Extrait de cachou . . . . 1 gr.

Eau de rose . . . . 125 gr.
Sous-nitrate de bismuth . . . . 2 à 5 gr.

Eau de rose . . . . 125 gr.
Sulfate de zinc . . . . 50 centigr.
Oxyde de zinc porphyrisé . . . 2 à 5 gr.

Ces trois dernières injections ont surtout pour but de porter dans l'urèthre une matière pulvérulente qui, en se déposant sur ses parois, s'oppose à leur contact mutuel. De là le nom d'injections *isolantes*, que nous leur avons donné. Il faut avoir soin, avant de s'en servir, d'agiter le liquide, afin d'y mettre la poudre en suspension.

Bougies médicamenteuses.

Quelques praticiens ont conseillé, dans les cas de blennorrhées rebelles aux injections, l'introduction dans l'urèthre de bougies cannelées en cire ou en gomme, enduites de différentes pommades :

Axonge	30 gr.
Azotate d'argent	1 à 2 gr.

Axonge	30 gr.
Tannin.	4 gr.

Axonge	30 gr.
Calomel.	3 gr.

Ce genre de cathétérisme n'est pas toujours inoffensif, & ne doit être employé qu'avec une extrême réserve. Il en est de même de la cautérisation des parties profondes de l'urèthre par le nitrate d'argent solide. Utiles quelquefois, ces moyens violents sont le plus souvent inefficaces, & peuvent amener de graves complications.

Boissons.

Les meilleures boissons que l'on puisse prescrire dans le traitement de l'uréthrite aiguë ou chronique sont l'eau de goudron, les infusions d'uva ursi, de bourgeons de sapin, ou simplement de l'eau ordinaire édulcorée avec les sirops de Tolu, de bourgeons de sapin, de cachou, &c. Ces boissons ne doivent être prises qu'à dose modérée, afin de ne point fatiguer l'urèthre par de trop fréquents besoins d'uriner.

Opiats ou électuaires balsamiques.

Nous rappelons ici que le copahu & le cubèbe, qui forment la base de ces préparations, ne doivent être administrés qu'au moment où les symptômes aigus de l'uréthrite commencent à se calmer, c'est-à-dire, quand la douleur & le gonflement inflammatoire ont à peu près disparu.

Copahu	20 gr.
Cubèbe	40 gr.
Cachou	3 gr.
Essence de menthe.	10 gouttes.

Copahu	20 gr.
Cubèbe	40 gr.
Carbonate de fer.	2 gr.
Sirop de coings.	Q. S.

Copahu	40 gr.
Carbonate de magnésie.	Q. S.
Cachou	3 gr.
Essence de menthe.	Q. S.

Ces divers opiats doivent être pris trois fois par jour, à la dose de cinq à dix grammes chaque fois, dans du pain azyme. On peut également les administrer sous la forme de dragées ou de capsules.

Quand le copahu n'est pas toléré par l'estomac, on peut l'administrer en lavements, d'après la formule suivante :

Eau.	250 gr.
Copahu	15 gr.
Camphre.	50 centigr.
Jaune d'œuf.	1

Le camphre est fréquemment employé dans le traitement de la blennorrhagie uréthrale, soit pour prévenir, soit pour combattre la cystite du col & les érections nocturnes. On l'administre ordinairement sous la forme de pilules.

Camphre.	2 gr.
Thridace.	2 gr.

Pour quarante pilules; dix à vingt par jour.

On prescrit également, contre la cystite du col & les érections nocturnes, le bromure de potassium & le lupulin.

Sirop de Tolu	400 gr.
Bromure de potassium . . .	5 à 10 gr.

Deux à trois cuillerées par jour; chaque cuillerée délayée dans un verre d'eau simple ou de goudron.

Sucre	20 gr.
Lupulin	5 gr.

Divisez en vingt prises; deux a quatre par jour.

Le copahu, le cubèbe &, en général, les remèdes internes n'ont que très-peu d'action contre la blennorrhée. Dans quelques cas cependant, la térébenthine & le citrate de fer peuvent être utilement employés.

Térébenthine des Vosges . . . . 6 gr.

Divisez en trente pilules; dix à quinze par jour.

Sirop de Tolu . . . . 400 gr.
Citrate de fer. . . . . 5 à 10 gr.

Deux à trois cuillerées par jour.

On peut remplacer la térébenthine des Vosges par les térébenthines de Venise ou de Bordeaux, ainsi que par les baumes de la Mecque, du Canada ou de Tolu, dont les propriétés médicinales sont à peu près semblables.

II.

BALANO-POSTHITE.

La balano-posthite est de toutes les maladies vénériennes la plus facile à guérir. Quelques lotions ou injections astringentes suffisent, dans la plupart des cas, pour la faire promptement disparaître.

Eau distillée . . . . 125 gr.
Azotate d'argent. . . . . 20 à 30 centigr.

Eau de rose	125 gr.
Sulfate d'alumine.	3 à 5 gr.
Décoction de quinquina.	125 gr.
Extrait gommeux d'opium. . . .	1 gr.

Quand le gland peut être découvert, on fait trois ou quatre pansements par jour avec un linge fin imbibé de l'une des solutions précédentes. Si la maladie se complique de phimosis, on remplace les pansements par des injections entre le gland & le prépuce.

III.

BLENNORRHAGIE CHEZ LA FEMME.

Le traitement de la vulvite est le même, sauf quelques légères modifications, que celui de la balano-posthite. Quant à l'uréthrite, on la traite, comme chez l'homme, par le copahu, le cubèbe, la térébenthine, le camphre, l'eau de goudron, &c.

Injections vaginales.

Eau.	1000 gr.
Tannin.	10 à 20 gr.
Eau.	1000 gr.
Alun	10 à 20 gr.
Eau.	1000 gr.
Sulfate de zinc.	10 à 20 gr.

Eau.	1000 gr.
Acétate de plomb cristallisé.	5 à 20 gr.

Eau.	1000 gr.
Teinture d'iode.	5 à 20 gr.
Iodure de potassium	2 gr.

Décoction d'écorce de chêne ou de feuilles de noyer.	1000 gr.
Alun ou tannin.	5 à 10 gr.

Eau.	1000 gr.
Vinaigre rosat	5 à 20 gr.

Infusion de camomille	1000 gr.
Laudanum de Sydenham . .	2 à 5 gr.

Eau.	800 gr.
Liqueur de Labarraque	200 gr.

Ces diverses solutions doivent être poussées vers les parties profondes du vagin, au moyen d'une seringue ou d'un clyso-pompe auquel on adapte une canule souple en caoutchouc, dont l'extrémité libre a la forme d'une olive percée en arrosoir. On peut encore introduire dans le vagin des tampons de charpie imbibés de l'un de ces liquides ou du mélange suivant :

Glycérine	30 gr.
Tannin.	4 gr.

On cautérise les érosions & les granulations du col utérin avec l'azotate d'argent, le nitrate acide de mercure ou la teinture d'iode.

IV.

COMPLICATIONS DE LA BLENNORRHAGIE.

Formules diverses.

Contre l'œdème du prépuce, l'adénite inguinale, l'épididymite, l'orchite, la prostatite, l'arthrite, la spermatorrhée & les végétations. Nous avons dit, & nous croyons utile de rappeler ici qu'une prompte guérison de la blennorrhagie est le plus sûr des préservatifs contre les accidents dont cette maladie peut se compliquer.

Eau.	500 gr.
Sous-acétate de plomb liquide . .	5 gr.

Contre l'œdème du prépuce.

Eau.	500 gr.
Alun	25 gr.

Même usage.

On enveloppe & on comprime légèrement l'organe œdématié avec une bandelette de toile imbibée de l'un de ces deux liquides, & on le maintient ensuite relevé sur le bas-ventre au moyen d'une bande de toile ou d'un caleçon de bain.

Un des meilleurs moyens à opposer aux engorgements chroniques de l'épididyme consiste dans l'emploi d'un suspensoir ouaté & garni intérieurement de taffetas gommé. Ce suspensoir a pour effet de maintenir le scrotum dans une sorte de bain de vapeur permanent, lequel peut suffire, dans beaucoup de cas, pour amener à la longue la résorption complète de ces engorgements.

Décoction d'orge ou de chiendent.	1000 gr.
Azotate de potasse.	5 à 15 gr.

Tisane à prendre en un jour, contre l'arthrite blennorrhagique.

Eau de laitue	125 gr.
Teinture de colchique.	1 à 2 gr.
Sirop de Tolu	25 gr.

Potion à prendre par cuillerées, de deux en deux heures. Même usage.

Le traitement général de l'arthrite blennorrhagique ne diffère pas, ainsi que nous l'avons dit, de celui du rhumatisme vulgaire ; il en est de même du traitement local.

Sirop de Tolu	400 gr.
Bromure de potassium.	10 gr.

Deux à trois cuillerées par jour, contre la spermatorrhée.

Sucre	20 gr.
Lupulin	5 gr.

Divisez en vingt prises ; deux à quatre par jour. Même usage.

Sirop de Tolu	400 gr.
Citrate de fer	5 à 10 gr.

Deux à trois cuillerées par jour, contre le suintement uréthral & la prostatorrhée.

A ces agents spéciaux indiqués contre la spermatorrhée, il convient de joindre un régime tonique & réparateur, les amers, le quinquina, les eaux sulfureuses, les bains de mer & surtout l'hydrothérapie. Si l'on a lieu de supposer que les pertes séminales dépendent d'un état de phlogose des canaux éjaculateurs, on pourra avoir recours à la cautérisation de la région prostatique au moyen de la sonde Lallemand.

Poudre de sabine.	5 gr.
Alun calciné	3 gr.
Calomel.	3 gr.

Contre les végétations.

Poudre de sabine.	5 gr.
Calomel.	3 gr.
Opium en poudre	1 gr.

Même usage.

Quand les végétations résistent à l'action de ces poudres, ce qui arrive assez fréquemment, il faut alors les détruire soit par l'excision, soit par la ligature ou par la cautérisation.

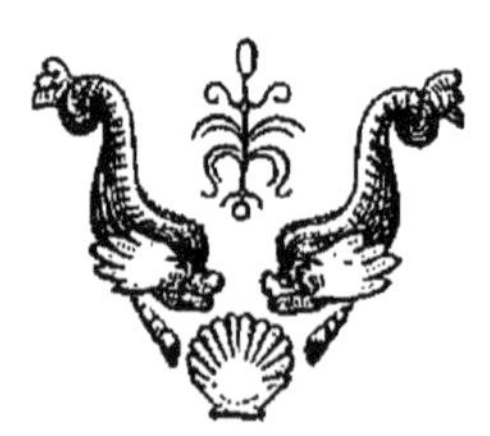

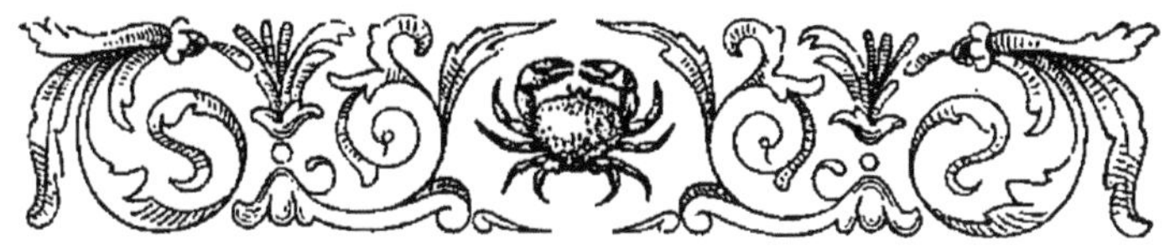

CHAPITRE II.

TRAITEMENT DES CHANCRES ET DES BUBONS.

I.

CHANCRE SIMPLE ET BUBON VÉNÉRIEN.

Liquides prophylactiques.

De nombreux liquides ont été proposés pour enlever ou neutraliser sur place le virus syphilitique fraîchement inoculé. Le meilleur & le plus facile à employer, immédiatement après toute rencontre suspecte, est le mélange suivant, dont les propriétés prophylactiques ont été expérimentalement démontrées [1].

Alcool.	30 gr.
Savon de toilette.	10 gr.
Essence de citron	5 gr.

1. Voyez mon *Traité des maladies vénériennes*, p. 401 & suivantes.

L'essence de citron pourrait être remplacée par les essences de cédrat, de romarin ou de lavande.

Caustiques.

Les caustiques les plus usités pour détruire le chancre simple sont l'acide azotique monohydraté, la pâte au chlorure de zinc ou de Canquoin & la pâte carbo-sulfurique (mélange d'acide sulfurique & de charbon de bois pulvérisé).

La pâte au chlorure de zinc ou de Canquoin doit être appliquée sous la forme d'une rondelle ayant la même dimension que celle du chancre; on la fixe avec une bande de toile, & on la laisse en place pendant une demi-heure ou une heure, suivant l'étendue & la profondeur de l'ulcère. La pâte carbo-sulfurique s'applique de la même manière, mais avec cette différence qu'au lieu de l'enlever au bout d'un certain temps, on l'abandonne à elle-même & on la laisse se dessécher sur le chancre, auquel elle reste adhérente jusqu'à la chute de l'eschare.

Solutions astringentes.

Les chancres simples que l'on ne peut détruire par les caustiques doivent être pansés plusieurs fois par jour avec de la charpie imbibée, selon les indications, de l'une des solutions suivantes :

Eau de rose . . . . 100 gr.
Alun de potasse . . . . 3 à 5 gr.

Vin aromatique. . . . . 100 gr.
Laudanum de Sydenham. . . . . 1 à 2 gr.

Décoction de quinquina. . . . . 100 gr.
Extrait d'opium. . . . . 1 à 2 gr.

Eau distillée. . . . . 100 gr.
Azotate d'argent . . . . 1 à 2 gr.

Eau distillée . . . . 100 gr.
Teinture d'iode. . . . . 5 à 10 gr.

Eau distillée . . . . 100 gr.
Tartrate de fer & de potasse. . 5 à 20 gr.

La solution de tartrate ferrico-potassique est particulièrement indiquée pour combattre le phagédénisme. On prescrit encore, dans le même but, les mélanges suivants :

Stéarate de fer. . . . . 40 gr.
Essence de lavande. . . . . . . 5 gr.

Charbon de bois pulvérisé. . . . 10 gr.
Poudre de quinquina. . . . . . 10 gr.

Eau distillée. . . . . 100 gr.
Teinture d'iode. . . . . 5 à 20 gr.
Iodure de potassium . . . . . . 1 gr.

Le camphre en poudre & l'iodoforme sont également employés contre le chancre simple, & donnent parfois d'assez beaux résultats.

Pommades & emplâtres.

Les pommades &, en général, les corps gras ne conviennent point au traitement du chancre simple. Leur emploi doit être uniquement réservé pour combattre le bubon vénérien en voie de développement.

Onguent napolitain.	20 gr.
Extrait de belladone	3 à 5 gr.

Onguent napolitain.	20 gr.
Extrait de ciguë	3 à 5 gr.

Emplâtre de Vigo.	2 parties.
Emplâtre de ciguë	1 partie.

Emplâtre de ciguë	20 gr.
Iodure de plomb.	2 gr.

Les bubons simples, avons-nous dit, sont les seuls dont on puisse espérer la résolution. Quant aux bubons chancreux ou virulents, ils suppurent fatalement. Une fois ouverts, on les traite comme les chancres dont ils dérivent.

Le chancre simple n'exige le plus souvent qu'un traitement local. Cependant si le sujet est faible de constitution, s'il est anémique ou d'un lymphatisme exagéré, il sera bon de le mettre à l'usage des amers & des ferrugineux.

Extrait de gentiane.	5 gr.
Fer réduit.	2 gr.

Pour cinquante pilules, deux à quatre par jour.

Sirop de salsepareille	500 gr.
Perchlorure de fer liquide . . .	5 gr.

Une à trois cuillerées par jour.

Sirop de gaïac.	500 gr.
Citrate de fer.	10 gr.

Deux à trois cuillerées par jour.

Les sirops de salsepareille & de gaïac n'ont aucune action contre le chancre simple; mais il peut être utile de les prescrire à certains malades dont l'esprit, tourmenté par la crainte de la vérole, a besoin d'être rassuré par un semblant de médication spécifique.

II.

CHANCRE INFECTANT ET BUBON SPÉCIFIQUE.

Les solutions astringentes prescrites contre le chancre simple conviennent également au traitement local du chancre infectant, lorsque celui-ci s'enflamme, suppure & tend à devenir phagédénique. Dans les cas ordinaires, il suffit de panser le chancre avec de la charpie recouverte d'une légère couche de pommade mercurielle.

Axonge ou glycérolé d'amidon. .	20 gr.
Calomel.	2 gr.

Axonge ou glycérolé d'amidon. .	20 gr.
Proto-iodure de mercure. . . .	2 gr.

Dans le plus grand nombre des cas, le bubon spécifique, symptomatique du chancre infectant, n'exige aucun traitement local. Cependant, si la tumeur ganglionnaire prend un trop grand développement, il sera bon d'y appliquer un emplâtre de Vigo simple ou mélangé avec les extraits de ciguë ou de belladone.

Emplâtre de Vigo.	5 parties.
Extrait de ciguë.	1 partie.

Emplâtre de Vigo.	20 parties.
Extrait de belladone.	1 partie.

Quant au traitement général du chancre infectant & de l'adénopathie spécifique, il n'est autre que celui de la syphilis constitutionnelle.

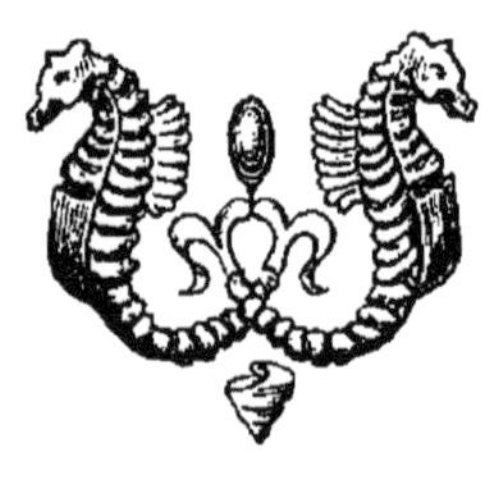

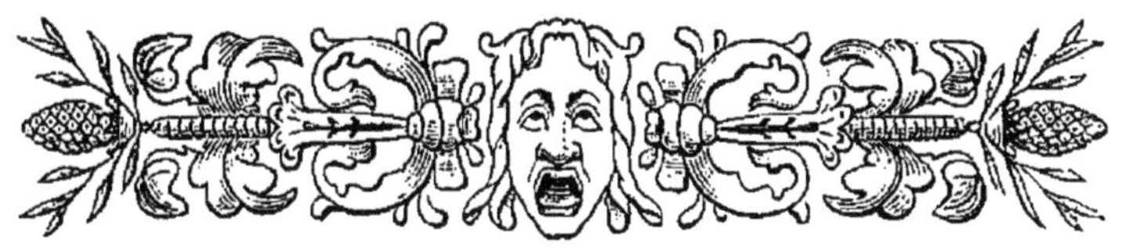

CHAPITRE III.

TRAITEMENT DE LA SYPHILIS CONSTITUTIONNELLE.

I.

MÉDICATION GÉNÉRALE OU INTERNE.

Préparations mercurielles.

Nous avons insisté sur la nécessité d'administrer le mercure dès le début de l'infection syphilitique. Les formules suivantes indiquent les préparations les plus usuelles, dans lesquelles entrent ce métal & ses composés.

Sublimé	40 centigr.
Extrait d'opium.	50 centigr.
Extrait de gaïac.	2 gr.

Pour quarante pilules, dites de Dupuytren, une à quatre par jour.

Sublimé	30 centigr.
Thridace.	1 gr.

Pour quarante pilules, deux à six par jour (formule de l'auteur).

Onguent napolitain.	4 gr.
Savon médicinal.	2 gr.
Poudre de guimauve.	Q. S.

Pour quarante pilules, dites de Sédillot, une à trois par jour.

Proto-iodure de mercure. . . .	2 gr.
Thridace.	1 gr.
Extrait d'opium.	40 centigr.

Pour quarante pilules, une à deux par jour.

Eau distillée.	900 gr.
Alcool.	100 gr.
Sublimé.	1 gr.

Liqueur de Van Swieten, une à trois cuillerées par jour, dans du lait ou de l'eau sucrée.

Il arrive quelquefois que l'estomac ne peut supporter ces médicaments. Il faut alors avoir recours aux *frictions* sur la peau avec l'onguent napolitain. On pourrait encore, dans ce cas, employer les *fumigations*, faites au moyen de trochisques ou clous fumants, que l'on prépare de la manière suivante :

Charbon de bois pulvérisé. . .	20 gr.
Proto-iodure de mercure. . . .	2 gr.
Benjoin.	50 centigr.

Ajoutez Q. S. d'eau légèrement sucrée pour faire pâte & divisez en vingt trochisques de forme conique (formule de l'auteur).

Le malade fera une fumigation le matin & une autre le soir, en brûlant chaque fois un de ces petits trochisques, dont il aspirera lentement la vapeur.

Préparations iodurées.

L'iodure de potassium, étant très-déliquescent, se prête mal aux manipulations pharmaceutiques. Le mieux est de faire prendre en solution dans de l'eau distillée, dans du lait ou dans un sirop.

Eau distillée.	300 gr.
Iodure de potassium.	15 gr.

Deux à six cuillerées par jour.

Sirop d'écorce d'oranges.	300 gr.
Sirop de salsepareille ou de gaïac.	200 gr.
Iodure de potassium	20 gr.

Deux à six cuillerées par jour.

Quelques médecins ont proposé de remplacer l'iodure de potassium par l'iodure d'ammonium, lequel possède, à dose plus faible, les mêmes propriétés [1].

Eau distillée.	200 gr.
Iodure d'ammonium	2 à 5 gr.

Deux à quatre cuillerées par jour.

Certains accidents syphilitiques exigent l'emploi combiné du mercure & de l'iodure de potassium (*traitement mixte*). On peut alors les admi-

1. Voyez l'excellente thèse de M. le Dr Ph. Carat : *Usage de l'iodure d'ammonium dans la syphilis*, Paris, 1874.

nistrer soit isolément (ce qui nous semble préférable), soit simultanément au moyen de l'*iodhydrargyrate d'iodure de potassium*, composé défini que l'on obtient en faisant dissoudre dans de l'eau distillée parties égales de biiodure de mercure & d'iodure de potassium, & en laissant ensuite évaporer. On emploie également dans ce but le sirop de biiodure ioduré de mercure, dit sirop de Gibert.

Eau distillée.	500 gr.
Iodhydrargyrate de potassium. .	1 gr.

Deux à quatre cuillerées par jour.

Sirop de salsepareille ou de gaïac.	500 gr.
Iodhydrargyrate de potassium. .	1 gr.

Deux à quatre cuillerées par jour.

Sirop simple.	1000 gr.
Iodure de potassium	20 gr.
Biiodure de mercure	50 centigr.

(Sirop de Gibert.) Deux à quatre cuillerées par jour.

Adjuvants du mercure & de l'iodure de potassium.

Ces médicaments, ainsi que l'indique leur nom, ont pour but soit de soutenir l'action des spécifiques, soit d'en faciliter la tolérance par l'estomac. Quelques-uns, tels que le fer, l'arsenic, le chlorate de potasse, &c., sont employés pour répondre à certaines indications particulières, qui peuvent se présenter dans le cours du traitement.

Bois de gaïac râpé. . . . . 200 gr.
Racine de salsepareille . . . . . 100 gr.
Racine de squine. . . . . 100 gr.
Eau. . . . . 2000 gr.
Sucre. . . . . 1000 gr.

Deux à six cuillerees par jour. Ce sirop peut remplacer avec avantage le rob dit de Laffecteur.

On emploie de même le sirop de salsepareille simple ou composé (sirop de cuisinier), ainsi que les sirops de gaïac, de squine & de sassafras.

Sirop de gaïac . . . . 400 gr.
Citrate de fer . . . . 5 gr.

Deux à quatre cuillerées par jour, contre l'anémie syphilitique.

Sirop de salsepareille . . . . . . 400 gr.
Arséniate de soude. . . . . 10 à 25 centigr.

Deux cuillerées par jour, contre les syphilides graves & chez les sujets dartreux.

Sucre en poudre. . . . . 500 gr.
Chlorate de potasse pulvérisé. . 25 gr.
Mucilage. . . . . Q. S.

Pour cinq cents pastilles; dix a vingt par jour, contre la stomatite mercurielle.

Ces pastilles &, en général, toutes les préparations pharmaceutiques prescrites sous cette forme aux malades atteints de syphilis ont le grave inconvénient d'irriter par leur frottement la muqueuse buccale & d'y favoriser ainsi le développement des plaques muqueuses. On fera donc bien d'y renoncer & de les remplacer par des potions ou des gargarismes.

Eau	150 gr.
Chlorate de potasse.	4 gr.
Sirop de limons	30 gr.

Potion à prendre en un jour, contre la stomatite mercurielle.

Eau commune	500 gr.
Sirop de mûres.	60 gr.
Gomme arabique.	4 gr.
Chlorate de potasse.	12 gr.

Pour gargarisme, contre la stomatite mercurielle.

Poudre de charbon	10 gr.
Poudre de quinquina	10 gr.
Chlorate de potasse pulvérisé . .	5 gr.

Pour dentifrice. Même usage.

Ce dernier moyen est un des meilleurs à employer pour prévenir la stomatite mercurielle, ou pour la guérir à son début. On frictionne les gencives matin & soir, soit avec une brosse douce, soit à l'aide du doigt imprégné de cette poudre.

II.

MÉDICATION LOCALE OU EXTERNE.

Formules diverses.

Contre les syphilides, les plaques muqueuses, les ulcérations secondaires ou tertiaires, l'alopécie, l'iritis, les tumeurs gommeuses, le sarcocèle, la carie, la nécrose, &c.

Eau distillée	200 gr.
Alcool	50 gr.
Sublimé	10 à 30 gr.

Faites dissoudre & versez dans un grand bain. Contre les syphilides sèches.

Eau distillée	500 gr.
Chlorhydrate d'ammoniaque.	20 à 50 gr.
Sublimé	10 à 30 gr.

Même usage.

On doit se servir pour ces bains d'une baignoire en bois ou en zinc émaillé. Pour les enfants, on réduit la dose de sublimé à 2 ou 5 grammes.

On trouvera dans mon *Traité des maladies vénériennes*, page 600, la description & le dessin d'un petit appareil que j'ai imaginé pour simplifier & vulgariser l'emploi des fumigations au cinabre, si utiles contre les syphilides sèches, de forme papuleuse ou squammeuse.

Eau distillée	500 gr.
Sirop de mûres.	60 gr.
Alcoolat de menthe.	3 gr.
Sublimé	20 à 50 centigr.

Pour gargarisme, contre les plaques muqueuses & les ulcérations syphilitiques de la gorge.

Eau distillée	500 gr.
Sirop de mûres.	60 gr.
Teinture d'iode.	2 à 5 gr.

Même usage.

Eau commune	600 gr.
Sirop de mûres.	60 gr.
Alun ou borate de soude	4 gr.

Même usage.

Miel blanc.	30 gr.
Sublimé	10 à 30 centigr.

Pour collutoire, contre les lésions secondaires de la langue & des lèvres.

Miel rosat	10 gr.
Sirop de mûres.	10 gr.
Borate de soude	2 gr.

Même usage.

Ces gargarismes & collutoires n'agissant que d'une manière assez lente, il est presque toujours nécessaire d'y joindre la cautérisation avec le nitrate acide de mercure, laquelle est le seul remède vraiment efficace contre les plaques & les ulcérations secondaires de la cavité buccale.

Pour les plaques muqueuses du larynx, on peut employer utilement les fumigations mercurielles, soit avec les cigarettes de Trousseau, soit au moyen des trochisques ou clous fumants, dont la formule est indiquée plus haut. (Voyez page 230.)

Eau commune	400 gr.
Liqueur de Labarraque	200 gr.

Contre les plaques muqueuses de la vulve & de l'anus.

Axonge	30 gr.
Calomel	2 à 3 gr.

Même usage.

Poudre de calomel	10 gr.
Poudre de riz ou d'amidon . . .	10 gr.

Même usage.

Ces préparations conviennent également pour le pansement des plaques muqueuses du gland, du prépuce, du scrotum, du pli génito-crural, du creux de l'ombilic, de l'intervalle des orteils &, en général, de toutes les lésions de cet ordre situées en dehors de la cavité buccale.

Rhum.	90 gr.
Alcoolat de mélisse.	10 gr.
Teinture de cantharides	10 gr.

Contre l'alopécie syphilitique.

Onguent napolitain.	15 gr.
Extrait de belladone	10 gr.

En friction sur les tempes & sur le front, contre l'iritis syphilitique.

Eau distillée.	30 gr.
Sulfate d'atropine	2 centigr.

Pour collyre. Même usage.

Eau distillée	125 gr.
Teinture d'iode.	5 à 10 gr.
Iodure de potassium	1 gr.

Contre les ulcérations tertiaires.

Les pommades & les emplâtres résolutifs, dont nous avons précédemment donné les formules (voyez page 226), trouvent encore leur application dans le traitement des tumeurs gommeuses, du sarcocèle, de la périostite & de l'ostéite syphilitiques. Quant à la nécrose & à la carie, l'une & l'autre exigent une intervention de l'art aussi prompte qu'énergique. Il faut autant que possible favoriser l'élimination des parties osseuses frappées de mort : *caries generat cariem.* Puis on fera dans la plaie de fréquentes injections avec des solutions d'iode plus ou moins étendues, en même temps que l'on soumettra le malade à l'usage interne des spécifiques & de tous les autres moyens propres à relever sa constitution affaiblie par la diathèse.

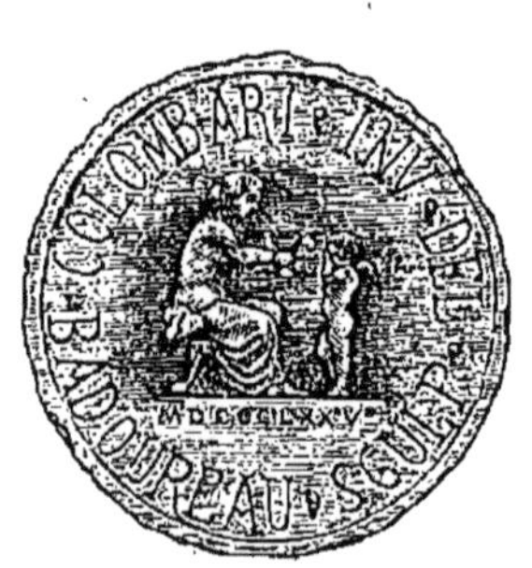

NOTES

ET

OBSERVATIONS CLINIQUES

I.

Recueilli & placé à l'abri du contact de l'air, le muco-pus blennorrhagique conserve pendant quelque temps son pouvoir contagieux. On peut même, lorsqu'il est récent, le délayer dans une certaine quantité d'eau, sans lui enlever son activité. (Sect. 1re, aphor. 8.)

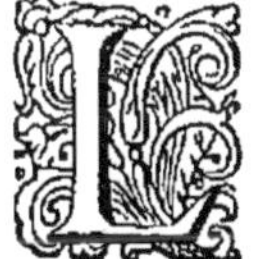

'OBSERVATION suivante, publiée par A. Cullerier, a mis ce dernier fait hors de doute :

« Un malade, entré à l'hôpital du Midi pour une blennorrhagie, portait un œil d'émail : il avait, en effet, dans son tout jeune âge, perdu un de ses yeux, par suite d'une affection restée inconnue. Chaque soir, le malade ôtait son œil artificiel, & le mettait dans un verre d'eau qui lui servait à se laver la verge. Tout à coup, il fut pris d'une inflammation très-intense du moignon de son œil & de toute la membrane qui tapissait l'orbite, avec écoulement jaune verdâtre & douleurs affreuses. On en cherchait la cause quand il donna les renseignements précédents. » (*Des affections blennorrhagiques*, 1861, page 164.)

J'ai moi-même, il y a quelques années, observé un fait à peu près semblable.

Un jeune homme à qui je donnais mes soins pour une blennorrhagie uréthrale, s'étant, par mégarde, lavé le visage avec de l'eau dont il s'était servi deux heures auparavant pour lotionner sa verge, fut pris presque aussitôt d'une ophthalmie blennorrhagique double des plus violentes. Ce ne fut pas sans peine que je parvins à sauver ses yeux d'une destruction totale. Mais je ne pus cependant empêcher qu'il ne restât sur les cornées quelques taches opalines, heureusement assez légères pour ne pas gêner trop gravement la vision.

De ces faits & de beaucoup d'autres que nous pourrions citer encore, découle cet enseignement pratique d'une importance capitale :

Tout individu atteint de blennorrhagie doit éviter avec le plus grand soin de porter à ses yeux soit la main, soit tout autre objet, tel qu'un linge, une éponge, &c., sur lesquels du muco-pus aurait pu être accidentellement déposé.

II.

Le traitement abortif, dont l'azotate d'argent forme la base, n'est applicable à l'uréthrite ou à la vaginite que dans les cas où l'inflammation n'occupe qu'une partie limitée de l'urèthre ou du vagin. Si le mal s'étend à la totalité de ces conduits, il faut renoncer à l'espoir d'en arrêter brusquement le cours. (Sect. VI, aphor. 22.)

L'expérience prouve que l'effet des injections caustiques portées dans les parties profondes de l'urèthre ou du vagin est très-variable suivant les individus. Si certains malades les supportent aisément, il en est d'autres chez qui ces injections peuvent être suivies d'accidents graves & même mortels (abcès de la prostate, fistules urinaires, pelvi-péritonite, fièvre pernicieuse, &c.).

Mon ami, le Dr Caudmont, dans ses leçons cliniques sur les maladies des voies urinaires, a le premier appelé sur ce fait l'attention des praticiens, & cité plusieurs exemples montrant le danger des injections caustiques sur le col de la vessie, surtout chez les individus précédemment atteints d'uréthrite profonde, de prostatite ou de névralgie uréthrale.

Les élèves & les nombreux médecins qui se pressaient dans l'amphithéâtre de la rue Larrey n'ont point oublié le fait de ce jeune Brésilien, pris d'une rétention d'urine complète à la suite d'une injection caustique qu'il s'était donnée de lui-même pour combattre une blennorrhée. Plusieurs chirurgiens appelés successivement ne réussirent pas à opérer le cathétérisme; un autre réussit, mais il se déclara le lendemain un accès pernicieux qui enleva le malade. L'injection, d'après M. Caudmont, avait produit une prostatite aiguë compliquée de contracture des sphincters, d'où néphrite consécutive & accès pernicieux.

III.

S'il est souvent possible & même facile de reconnaître qu'un chancre est infectant, il n'est aucun cas dans lequel on puisse affirmer en toute certitude qu'un chancre est simple & restera tel. (Sect. XI, aphor. 14.)

Voici, parmi de nombreux exemples que nous pourrions citer à l'appui de cet aphorisme, un fait bien propre à donner une idée des erreurs auxquelles on s'expose en accordant une valeur diagnostique trop absolue aux caractères objectifs du chancre.

Un jeune homme voyageant en Écosse pour son instruction reçoit un chancre comme gage de l'hospitalité traditionnelle en ce pays. Justement effrayé, il revient aussitôt à Paris, & se place dans une maison de santé, où va le visiter, chaque matin, un éminent syphiliographe. Le chancre écossais paraît tellement simple, que notre honorable confrère se refuse énergiquement à donner du mercure au malade, qui, se croyant menacé de la vérole, le lui demandait avec instance. Vin aromatique & sirop de perchlorure de fer furent les seuls moyens employés. Au bout d'un mois, le chancre était cicatrisé, & le malade, se croyant guéri, quittait la maison de santé.

Or, quinze jours après se déclaraient une roséole & une angine syphilitique... Le malade retourne alors chez son médecin, qui, ne le reconnaissant pas, lui reproche vivement d'avoir attendu trop longtemps pour venir le consulter ! (Extrait de mon *Traité des maladies vénériennes*, p. 381.)

« Je crois, disait A. Cullerier, que le chancre le plus simple, le plus exempt d'induration locale, peut être suivi d'accidents constitutionnels. Tous les jours je suis témoin de faits semblables chez mes malades de Lourcine ; & ici je fais appel à tous ceux de nos collègues de la Société de chirurgie qui ont passé par cet hôpital, afin qu'ils disent s'ils n'ont pas vu, comme moi, de ces exemples en grand nombre. » (*Rapport à la Société de chirurgie*, Paris, 1855.)

M. Alphonse Guérin, dans son excellent livre sur les maladies des organes génitaux de la femme, a soutenu la même opinion.

IV.

Le chancre infectant se présente parfois sous la forme d'érosions superficielles plus ou moins larges, irrégulières & parcheminées (*chancre épithélial*), qu'il faut distinguer avec soin des érosions de la balano-posthite ou de la vulvite blennorrhagique, avec lesquelles elles ont une certaine ressemblance. (Sect. XI, aphor. 57.)

Je crois utile d'appeler l'attention sur cette variété peu connue du chancre infectant. Le nom de *chancre épithélial*, que je lui ai donné, m'a paru mieux que tout autre indiquer le caractère saillant de ce genre de phagédénisme, qui, au lieu d'entamer profondément la peau ou les muqueuses, ne les dépouille, pour ainsi dire, que de leur couche épidermique.

Le chancre épithélial est généralement le point de départ de syphilis graves ou de longue durée. (Voyez mon *Traité des maladies vénériennes*, page 318.)

V.

Contrairement au chancre simple qui, une fois cicatrisé, ne se reproduit jamais spontanément, le chancre infectant peut renaître sur place & de lui-même, c'est-à-dire sans nouvelle contagion. (Sect. XI, aphor. 59.)

Ce fait important a été pour la première fois signalé & décrit dans le passage suivant de mon *Traité des maladies vénériennes :*

« L'ancienne école du Midi professait que le chancre ne peut pas récidiver : c'est là une erreur. Le chancre mou, il est vrai, ne reparaît plus après sa guérison ; mais le chancre induré peut très-bien se reproduire après avoir été cicatrisé. Dans quelques cas, on le voit renaître une seconde & même une troisième fois de l'induration qu'il avait laissée après lui. La cicatrice se rouvre *sans cause appréciable*, & il se forme une nouvelle ulcération tout à fait semblable à la première, & qui suppure comme par le passé. Ces récidives s'observent particulièrement quand le chancre a laissé une *induration saillante*, siégeant sur des parties qui sont ordinairement découvertes ou soumises à des frottements, telles, par exemple, que la couronne du gland, le méat uréthral, le bord libre du prépuce, la face interne des grandes & des petites lèvres. J'ai vu un accident de ce genre se produire chez un de mes malades, qui a infecté sa maîtresse, croyant qu'il ne s'agissait que d'une simple écorchure. » (*Loc. cit.*, p. 316.)

VI.

Deux individus sains ayant des rapports avec une même femme atteinte d'un chancre infectant ou de plaques muqueuses ulcérées, il peut arriver que l'un d'eux ne contracte qu'un chancre simple, tandis que l'autre prendra un chancre infectant. (Sect. XI, aphor. 66.)

« Deux jeunes gens de dix-sept à dix-huit ans, bien déterminés à éliminer l'inconnue qui tourmente cet âge, s'adressèrent à une jeune personne dès longtemps préparée à ce genre de problèmes. Mais, dans le combat, les deux vainqueurs furent blessés.

« Douze ou quinze jours après l'action, j'étais appelé à constater *de visu* les dégâts survenus dans les rangs des parties belligérantes.

« Le premier blessé qui se présenta dans mon cabinet portait sur le prépuce un chancre induré unique, accompagné de la pléiade indolente consacrée. Informé par ce malade des circonstances qui avaient donné lieu aux accidents pour lesquels j'étais consulté, je pris la résolution d'en faire une analyse approfondie & d'attendre les événements.

« Un point surtout avait considérablement excité ma curiosité.

« Le deuxième blessé, au dire de son compagnon d'infortune, portait sur le prépuce deux petites plaies en suppuration & douloureuses. L'une des aines commençait à se tuméfier & à gêner les mouvements du membre pelvien correspondant. Je demandai à le voir, & je constatai quatre chancres en pleine activité, avec une mono-adénite inflammatoire.

« Je prescrivis des pansements avec le vin aromatique au premier malade, & quelques jours plus tard tout avait disparu ; au second, des lotions émollientes, & des cataplasmes dans la région inguinale. Les chancres s'amendèrent peu à peu, le bubon fut ouvert, & la guérison des accidents locaux ne tarda pas à être obtenue.

« Il me restait à visiter l'arme empoisonnée qui avait causé tout ce ravage.

« La détentrice fit d'abord quelque résistance & finit par s'exécuter. Je reconnus alors un magnifique chancre induré de la fourchette, avec une double adénite indolente multiple ; &, malgré mes investigations minutieuses & réitérées, il me fut impossible de rien reconnaître de plus dans aucun des points de l'organe soumis à mon examen le plus attentif.

« *Un chancre induré* sur l'un de mes deux malades & *quatre chancres mous* sur l'autre, tels avaient été les résultats de la journée.

« *Ces accidents émanaient d'une même source*, le chancre induré de la fourchette. Les uns & les autres étaient apostillés par les signes adénopathiques distinctifs.

« Plus tard, les événements attendus se manifestèrent : chez la jeune fille, objet de ce débat, une roséole ; chez le premier blessé, des ganglions céphaliques, puis des plaques muqueuses à la gorge. Quant au deuxième blessé, après six mois & demi, rien de semblable ne s'est encore montré. » (M. Rey, de Grenoble, *Annuaire de la Syphilis*, Lyon 1859, p. 83.)

Un second fait semblable a été également observé par A. Cullerier.

« Deux jeunes collégiens, l'un de seize, l'autre de dix-sept ans, voient l'un après l'autre la même femme. Au bout de huit jours, celui qui avait exercé le coït le premier me consulta pour un chancre mou suivi d'adénite suppurée. L'autre se réjouissait d'avoir échappé à la contagion, lorsque, le dix-neuvième jour, il vit à la face interne du prépuce se développer une petite papule, laquelle s'ulcéra bientôt & prit tous les caractères du chancre induré avec adénopathie multiple & indolente.

« Le premier malade resta indemne d'accidents constitutionnels ; le second eut une syphilis générale ordinaire. La femme, que j'examinai vingt-cinq jours après, portait sur une des grandes lèvres une induration cicatrisée, mais encore très-reconnaissable, & un engorgement des ganglions inguinaux. » (A. Cullerier, *Précis iconographique des maladies vénériennes, Introduction*, p. 35.)

VII.

Faire disparaître la syphilis de ses foyers légalement patentés est aujourd'hui chose impossible ; mais il serait facile d'en restreindre la propagation par l'emploi de mesures sanitaires mieux en rapport avec nos connaissances actuelles sur la contagion syphilitique. (Sect. XII, aphor. 7.)

Ne pouvant, dans un livre où le laconisme nous impose ses plus étroites limites, traiter comme il conviendrait la grave question de la prophylaxie générale de la syphilis, nous ne saurions mieux faire que de renvoyer nos lecteurs au grand & bel ouvrage que vient de publier un de nos élèves les plus distingués, M. le Dr Hippolyte Mireur, médecin inspecteur du dispensaire de salubrité publique de Marseille : LA SYPHILIS ET LA PROSTITUTION DANS LEURS RAPPORTS AVEC L'HYGIÈNE, LA MORALE ET LA LOI. Nos lecteurs trouveront dans ce livre, aussi bien écrit que bien pensé, l'exposé le plus vrai, le plus saisissant de la prostitution sous toutes ses formes, de cette lèpre sociale que tous les peuples ont dû se résigner à garder comme un mal inévitable, comme l'émonctoire nécessaire du vice & de la débauche.

Aussi bien M. H. Mireur demande-t-il, non d'abolir la prostitution, mais de chercher à en atténuer les dangers par une réglementation meilleure, une surveillance plus active, & surtout par une répression sévère de la prostitution clandestine, ainsi nommée, sans doute, parce qu'on la voit partout, étalant au grand jour sa misère dorée !

M. H. Mireur, en nous faisant l'honneur de nous dédier son livre, nous a ôté du même coup la liberté d'en parler avec tous les éloges qu'il mérite. Qu'il nous suffise de dire que l'auteur aurait pu, comme Montaigne, inscrire au frontispice de son œuvre : « C'est icy un livre de bonne foy »... On y sent à chaque page l'homme de bien, le moraliste éclairé, le médecin convaincu de l'utilité du but qu'il poursuit, heureux de prodiguer son expérience & son talent au service d'une noble cause, l'intérêt des mœurs & de la santé publique.

VIII.

La syphilis, guérie en apparence, peut se maintenir dans l'organisme à l'état latent, & reproduire tout à coup de nouveaux accidents, dont le pouvoir contagieux n'est que trop certain. De là le danger que présente toute cohabitation suivie avec une personne qui en a été atteinte, danger d'autant plus grand que la maladie remonte à une époque moins éloignée. (Sect. XII, aphor. 8.)

Comme exemple de ce danger, je citerai entre autres le fait suivant :

Au mois de juin 1866, un jeune homme de vingt-quatre ans, étudiant en droit, vint me consulter pour une érosion chancreuse, située sur le côté droit du sillon glando-préputial, & dans laquelle il était facile de reconnaître un chancre infectant. Mon diagnostic étonna beaucoup le malade, attendu, me disait-il, que depuis environ huit mois il n'avait vu d'autre femme que sa maîtresse, avec laquelle il vivait dans des conditions d'intimité telles, qu'il lui paraissait impossible qu'elle eût pu prendre ailleurs le mal qu'elle lui avait communiqué.

Le lendemain il m'amena cette femme, que je reconnus aussitôt. Je l'avais traitée deux ans auparavant pour une syphilis dont elle se croyait complétement guérie, me dit-elle, ne s'étant aperçue depuis d'aucun autre accident. L'ayant examinée, je trouvai sur la face interne de la grande lèvre gauche une plaque muqueuse en voie de réparation, laquelle me parut être évidemment la source où mon malade avait puisé son chancre. La position de cette plaque & les circonstances mêmes du fait qui m'était soumis ne pouvaient me laisser aucun doute à cet égard.

IX.

A la suite d'un coït risqué, toute écorchure ou érosion suspecte doit être immédiatement cautérisée. Si le temps écoulé depuis la contagion ne dépasse pas le délai nécessaire à la pénétration du virus dans l'économie, on peut avoir l'espoir d'enrayer le développement du chancre & de préserver ainsi le malade de l'infection. (Sect. XII, aphor. 21.)

Le professeur Sigmund, de Vienne, a fait de nombreuses expériences tendant à prouver que le virus syphilitique reste local pendant un espace de temps qui varie de un à plusieurs jours.

Voici le résumé de ces expériences que nous empruntons à l'excellent *Traité de la Syphilis* de M. le Dr Lancereaux :

« Sur 55 cas de contagion probable de la syphilis, 35 furent traités par la cautérisation du point contaminé, 22 furent abandonnés à eux-mêmes.

Des 35 malades cautérisés du premier au dixième jour, 10 devinrent syphilitiques, soit environ 29 pour 100. Des 22 malades non cautérisés, 11 furent atteints de syphilis, soit 50 pour 100.

« Cette différence considérable entre les deux résultats est bien plus significative encore si l'on ne tient compte que des cas où la cautérisation a été précoce. Parmi les 35 individus cautérisés, 24 le furent du premier au troisième jour ; la syphilis ne se développa que chez 3, soit 12 pour 100 ; tandis que des 11 autres qui furent cautérisés du cinquième au dixième jour, 7 devinrent syphilitiques, soit 63 pour 100 ; ce qui tend à établir au moins que la cautérisation, pratiquée dans les *trois premiers jours* qui suivent le contact suspect, paraît avoir des avantages réels &, sans assurer une immunité absolue, offre des chances de salut quatre ou cinq fois plus que l'inaction. »

Si, comme le fait remarquer le Dr Lancereaux, on rapproche de ces expériences le succès des réinoculations successives, faites par Wallace, Puche & Lindwurm, il reste démontré que l'infection de l'organisme par le virus syphilitique n'est pas immédiate, qu'elle ne se produit qu'après un certain temps, « comme si le virus était tout d'abord renfermé dans un cercle plus ou moins étroit. » (E. Lancereaux, *Traité historique & pratique de la Syphilis*, 2e édit., p. 542.)

X.

La syphilis constitutionnelle a constamment pour point de départ un chancre, & spécialement un chancre induré, lors même qu'elle a été transmise par le produit d'un accident secondaire. (Sect. XIII, aphor. 25.)

C'est le 13 février 1856, devant la Société médicale du Panthéon, que je formulai pour la première fois ce principe, qui aujourd'hui est reconnu & accepté par tous comme une des lois fondamentales de la syphiliographie.

Ne pouvant retracer ici l'histoire complète de cette découverte, je renvoie ceux de mes lecteurs qu'elle pourrait intéresser à mon *Traité des maladies vénériennes*, pages 444-480. Je crois néanmoins utile, vu l'importance du sujet, de reproduire l'extrait suivant du rapport de A. Cullerier à la Société de chirurgie, rapport qui a fait époque dans la science, & où se trouve exposée de main de maître la grande question, si longtemps débattue parmi nous, de la contagiosité des accidents secondaires.

« Je ne vous rappellerai pas, messieurs, les nombreux débats qu'a soulevés de notre temps la contagiosité de la syphilis secondaire, niée par les uns, affirmée par les autres, avec une ardeur & une conviction égales des deux côtés.

« Maintenant que la question est jugée, & que sont éteintes les passions qui s'agitaient autour d'elle, on se demande, non sans quelque étonnement, comment elle a pu donner lieu pendant si longtemps à de telles controverses. Sans doute l'observation clinique, en ce qui touche la syphilis, est souvent entourée de grandes difficultés ; mais, quelque nombreuses que puissent être ces difficultés, elles ne suffisent pas pour expliquer une aussi complète divergence d'opinions. La raison en est ailleurs. Elle est, suivant moi, dans le peu de précision apporté par les contagionistes à l'étude & au développement de la question, dans l'obscurité qu'ils n'ont pas su dissiper, touchant le principal élément du problème à résoudre.

« Tous, en effet, se bornaient à dire : Les symptômes secondaires de la syphilis sont contagieux ; voici des observations, voici des expériences, regardez & croyez. C'était beaucoup, sans doute, mais cela ne suffisait pas pour entraîner la conviction. Il fallait encore s'expliquer sur les caractères & sur la nature de la lésion transmise, dire *sous quelle forme primitive se manifeste la contagion secondaire*, par quel accident débute la syphilis ainsi communiquée. C'était là, vous le comprenez, messieurs, le point capital de la question, & cependant aucun auteur ne semblait s'en préoccuper, aucun n'avait dégagé le mystère de cette contagion.

« Le chancre, disait-on, est le point de départ obligé de la syphilis; or le chancre seul produit le chancre : donc les accidents secondaires ne sont pas contagieux.

« Cependant, s'il était absolument vrai que la syphilis débutât toujours par le chancre, était-il également certain que le chancre seul produisît le chancre ? Le pus des lésions secondaires, inoculé à un individu sain, ne pouvait-il pas, lui aussi, l'engendrer ? S'il en était ainsi, la contagiosité de la syphilis constitutionnelle était démontrée, & le problème si longtemps débattu recevait enfin sa solution la plus acceptable &, disons-le, la plus conforme à la loi de développement des maladies virulentes, qui toutes commencent invariablement par leurs symptômes initiaux ou prodromiques, quelle que soit la période plus ou moins avancée de la maladie qui en a transmis le germe.

« C'est en 1856 qu'un de nos jeunes confrères, M. le docteur Edmond Langlebert, saisit le premier le fait de la transmission de la vérole secondaire par le chancre. Une seule observation clinique le lui avait révélé; mais telle était sa confiance en cette observation suivie pas à pas, qu'il n'hésita point à l'ériger en une loi pathogénique qu'il formula de la manière suivante : LA SYPHILIS CONSTITUTIONNELLE A CONSTAMMENT POUR POINT DE DÉPART UN CHANCRE, ET SPÉCIALEMENT UN CHANCRE INDURÉ, LORS MÊME QU'ELLE

A ÉTÉ COMMUNIQUÉE PAR LE PRODUIT D'UN ACCIDENT SECONDAIRE [1].

« Deux ans plus tard, en 1858, M. Langlebert publia dans le *Moniteur des hôpitaux* un mémoire sur le même sujet, où sont exposées avec détail les premières observations qui aient paru dans la science pour montrer le chancre comme première conséquence de la contagion d'accidents secondaires.

« Depuis ce temps, les observations de ce genre se sont multipliées. Le nouvel ouvrage de M. Langlebert [2], dont j'ai l'honneur de vous rendre compte, en contient six autres où l'on voit le chancre induré, avec sa pléiade ganglionnaire caractéristique, prendre naissance à la suite de rapports entre sujets sains & sujets affectés de syphilis constitutionnelle.

« Messieurs, à notre époque d'observation & de libre examen, il est rare qu'une idée nouvelle, lorsqu'elle porte en soi le germe de la vérité, tarde longtemps à se faire jour & à conquérir des adhérents. Aussi celle de M. Langlebert, malgré sa date récente, a-t-elle été l'objet de travaux déjà nombreux, qui ont puissamment contribué à la populariser... » (*Rapport lu à la Société de chirurgie, dans la séance du 13 février 1862.*)

1. *Extrait des procès-verbaux imprimés de la Société médicale du Panthéon,* séance du 13 février 1856.

2. *Du chancre produit par la contagion des accidents secondaires de la syphilis.* Paris, 1860.

Parmi les travaux auxquels A. Cullerier faisait ici allusion, je citerai, pour ne rappeler que les plus importants, ceux de MM. Rollet & Diday de Lyon, Alphonse Guérin, Guyenot, Jules Davasse, Pellizzari & Galligo de Florence. Rendons surtout hommage à la mémoire de ce dernier médecin, qui poussa l'amour de la science jusqu'à faire sur lui-même une expérience décisive, dont le résultat devait achever de convaincre les plus incrédules, & assurer définitivement le triomphe de la nouvelle doctrine.

XI.

Chez beaucoup de syphilitiques, principalement chez les fumeurs, les lèvres & plus particulièrement les bords & la pointe de la langue, se couvrent de petites taches ou squames épithéliales, blanchâtres, opalines, au niveau desquelles la muqueuse est quelquefois fendillée ou légèrement ulcérée. Cette lésion a reçu le nom de *psoriasis muqueux*. (Sect. XIV, aphor. 35.)

M. le Dr Charles Mauriac, qui, dans ses nombreux travaux sur les maladies vénériennes, a pris pour tâche, laissant à d'autres les chemins battus, de mettre en lumière les points de leur histoire restés dans l'ombre, devait nécessairement porter ses recherches sur cette singulière affection, si peu étudiée jusqu'alors, malgré son extrême fréquence. Notre confrère n'y a point manqué, &, grâce à lui, nous possédons aujourd'hui une monographie complète du *psoriasis de la langue & de la muqueuse buccale*, considéré au double point de vue de la science et de l'art clinique (Paris 1875).

L'espace nous manque pour faire ici l'analyse de ce mémoire. Mais nous avons cru devoir le signaler à nos lecteurs, comme étant actuellement le seul ouvrage où ils puissent étudier à fond cette curieuse manifestation de la syphilis, & parfois aussi de la dartre, de l'arthritis & de la diathèse cancéreuse.

Citons encore du même auteur un autre mémoire sur les *affections syphilitiques précoces du système osseux*. Nouveau chapitre ajouté à la science des maladies vénériennes, & dans lequel le savant médecin de l'hôpital du Midi a si bien démontré que la syphilis, même aux époques les plus rapprochées de son début, tient déjà en son pouvoir l'organisme tout entier :

« .....totamque infusa per artus
... agitat molem. »

XII.

Regle générale, la syphilis tertiaire a pour antécédents immédiats, plus ou moins rapprochés, des lésions secondaires de forme grave. Ce n'est que par exception qu'on la voit se produire à la suite d'accidents légers & fugaces. (Sect. xv, aphor. 11.)

L'accident primitif n'est pas le seul qui nous permette de pronostiquer l'avenir d'une syphilis. Les accidents secondaires peuvent aussi nous conduire au même résultat, surtout ceux de la première poussée, que l'on peut à bon droit considérer comme « la pierre de touche de l'intensité d'une syphilis. »

Ce principe, si fécond en déductions pratiques, tant sous le rapport individuel qu'au point de vue social[1], a été pour la première fois posé & développé par M. Diday, dans son HISTOIRE NATURELLE DE LA SYPHILIS, un des livres les plus remarquables parmi ceux dont s'honore l'école de Lyon.

Un des élèves de M. Diday, M. le Dr Louis Jullien, qui, tout jeune encore, s'est déjà montré digne de poursuivre l'œuvre d'un tel maître, a pu récemment vérifier par la statistique cette loi de concordance entre les diverses phases de la syphilis. « S'agit-il, dit M. Louis Jullien, d'apprécier l'influence exclusive de la poussée ou des poussées secondaires sur la destinée ultérieure de la maladie, voici les chiffres qui nous la révèlent :

« Dans 68 cas, la seconde étape s'est montrée redoutable; redoutable aussi la troisième dans 51 d'entre eux. Donc, *la gravité de la période secondaire implique presque sûrement celle de la tertiaire.* » (*Recherches statistiques sur l'étiologie de la syphilis tertiaire.* Paris, 1874, page 106.)

1. Voyez mon dernier ouvrage intitulé : *La Syphilis dans ses rapports avec le mariage,* 1 vol. in-12, Paris, 1873; pages 101 et suiv.

XIII.

La très-petite proportion des enfants qui apportent la syphilis en naissant, comparée au grand nombre des hommes qui se marient après avoir subi la vérole, prouve, en toute évidence, que la transmission héréditaire de la syphilis par l'influence exclusive du père est un fait au moins exceptionnel. (Sect. XVI, aphor. 3.)

Vassal fut le premier qui rejeta formellement la transmission de la syphilis du père à l'enfant[1]. Avant lui, Astruc avait déjà fait observer qu'il y avait des différences à établir, & que l'infection du fœtus par le père est beaucoup moins fréquente & moins certaine que par la mère.

De nos jours, A. Cullerier, dans un mémoire fort remarquable[2], s'est élevé contre la transmission paternelle, &, à l'exemple de Vassal, l'a formellement niée. M. Bouchut, dans son livre sur les maladies des enfants, sans être aussi exclusif, considère l'infection par le père comme un fait au moins douteux. MM. Notta & Charrier ont publié dans les *Archives de médecine* (1860-1862) plusieurs observations à l'appui de cette thèse.

Enfin, M. le Dr H. Mireur, de Marseille,

1. *Mémoire sur la transmission du virus vénérien de la mère à l'enfant*. Paris, 1807.

2. *De l'hérédité de la syphilis* (Mémoires de la Société de chirurgie, 1857; t. IV, p. 230).

&, plus récemment, M. Owre, de Christiania, sont arrivés à la même conclusion : « Quand nous réfléchissons, dit M. H. Mireur, que, sur un point de doctrine aussi important, la science n'offre qu'un petit nombre de preuves concluantes, nous nous croyons autorisé à penser que la syphilis héréditaire par influence paternelle est extrêmement rare & exceptionnelle. » (*Essai sur l'hérédité de la syphilis*, Paris, 1867.)

Telle est aussi mon opinion. J'ajouterai même qu'en ne tenant compte que de mon expérience propre, je serais conduit à nier absolument l'hérédité paternelle de la syphilis ; « car je déclare n'avoir jamais vu, dans ma pratique, des enfants vérolés naître de pères syphilitiques, sans que la mère ait été elle-même préalablement infectée. » (*La Syphilis dans ses rapports avec le mariage*, page 205.)

XIV.

Le mercure guérit les accidents secondaires de la syphilis, mais il ne les prévient pas. (Sect. XVII, aphor. 14.)

Nous devons à mon ancien collaborateur & ami, M. le Dr Évariste Michel, aujourd'hui médecin inspecteur des eaux de Cauterets, une observation fort curieuse, & qui prouve bien que le mercure n'a, contre la syphilis, aucune action préventive.

« Si le mercure, dit-il, prévenait la syphilis,

il semble que les ouvriers occupés dans les ateliers où s'emploie ce métal devraient acquérir une sorte d'immunité contre la vérole. L'expérience dément cette supposition, & je compte à cet égard plusieurs observations qui le prouvent. J'ai eu occasion de voir tout récemment, au mois d'août de l'année dernière, deux frères, tous deux étameurs de glaces, ayant contracté avec la même femme des chancres infectants, & étant l'un & l'autre en pleine vérole constitutionnelle. Cependant le traitement interne, mis en usage dès l'apparition de l'accident primitif, avait été longtemps précédé chez eux de cette absorption incessante de vapeurs mercurielles à laquelle leur profession les exposait. » (Extrait de mon *Traité des maladies vénériennes*, p. 583.)

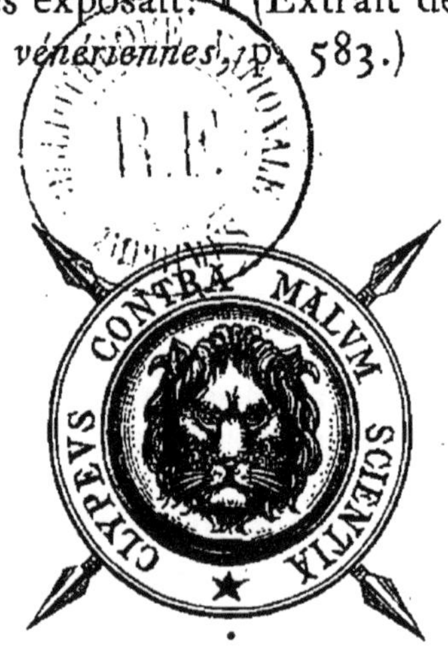

TABLE

DES MATIÈRES

FORMULAIRE.

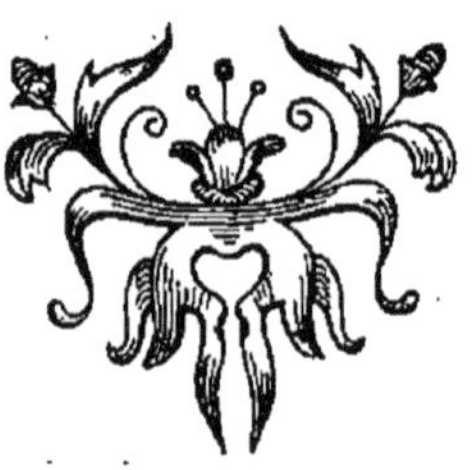

OUVRAGES SPÉCIAUX DE L'AUTEUR

1852. *Recherches historiques sur la doctrine des maladies vénériennes.* Br. in-8°.

1853. *Mémoires sur les fumigations mercurielles & iodées au moyen de trochisques ou clous fumants.* Br. in-8°.

1856. *Mémoire sur le traitement de la blennorrhagie uréthrale par les injections récurrentes.* Br. in-8°.

1857. *De l'eau distillée de copahu dans le traitement de la blennorrhagie.* (Gazette des hôpitaux.)

1858. *Examen des nouvelles doctrines sur la syphilis.* (Moniteur des hôpitaux.)

— *De la contagiosité des accidents secondaires de la syphilis.* (Ibid.)

1859. *De l'accident primitif produit par la contagion physiologique ou artificielle des accidents secondaires de la syphilis.* (Ibid.)

1861. *Du chancre produit par la contagion des accidents secondaires de la syphilis.* 1 vol. in-8°.

1864. *Traité théorique & pratique des maladies vénériennes.* 1 fort vol. in-8°.

1868. *Aphorismes sur les maladies vénériennes.* 1 vol. in-18, 1re édition.

1873. *La Syphilis dans ses rapports avec le mariage.* 1 vol. in-12.

Paris. — J. Claye, imprimeur, 7, rue Saint-Benoit. — [1428]

www.ingramcontent.com/pod-product-compliance
Ingram Content Group UK Ltd.
Pitfield, Milton Keynes, MK11 3LW, UK
UKHW022051260726
13993UKWH00001B/38

9 782019 942663